東北大学病院式

腎機能を自力で強くする食事と運動

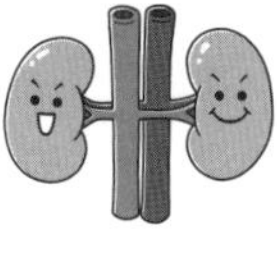

東北大学名誉教授
山形県立保健医療大学理事長・学長
上月正博

永岡書店

はじめに

腎臓は、わたしたちが人生をより長く、より健やかに生きていくためのカギになる臓器です。

そもそも、人間が毎日をいつも通りに生きられるのは腎臓のおかげのようなもの。腎臓は体内の老廃物を濾過《ろか》して尿をつくり、血液をきれいにしたり血液成分を一定に保ったりする働きをしています。言わば、体内の要らないものを捨て、必要なものを残してコントロールしているわけで、わたしたちが日々問題なく生命活動を営めるのは、腎臓のこうした管理機能が働いているからこそなのです。

では、こうした腎臓の働きが落ちてくるとどうなるのか。腎機能が低下すると、だんだん血液をうまく管理することができなくなって、多くの問題が表面化してくることになります。

どんな問題が発生するかというと、老化スピードが速まって大小の不調やトラブルに悩まされたり、腎臓病が進行して人工透析になるリスクが高まったり、動脈硬化や心臓病などの重大疾患の罹患リスクが高まったりするようになるのです。また、こうした問題が重なった結果、寿命に影響が出る場合も少なくありません。

こうした点からも、腎臓を衰えさせてしまうことが、いかにわたしたちの人生にマイナスになるかがお分かりでしょう。

ところが、腎臓という臓器は知らず知らずのうちに機能低下してしまうことが多いのです。

とくに高齢者は要注意。**腎臓の濾過機能は、60代になると20代のときの約半分になるとされ、歳を重ねるとともに徐々に衰えてくる**のが普通です。

実際、慢性腎臓病（CKD《シーケーディー》）は高齢になるにつれて増加し、70代の3人に1人、80歳以上の2人に1人はこの病気に該当するとされています。しかも、慢性腎臓病は、初期段階はほとんど無症状であるため、病気に気づいたときにはすでにかなりステージが進行してしまっているケースがたいへん目立ちます。

つまり、高齢の方々はぼやぼやしているといつの間にか腎臓を衰えさせてしまい、それによって不本意な人生を送ることになりかねない。自分でも気づかないうちに、老化を早めたり、怖い病気に罹ったり、寿命を縮めたりという道へ足を踏み入れてしまいかねないわけです。

ですから、わたしたちは腎臓をしっかり守っていかなくてはなりません。腎機能を低下させてしまうことのないよう普段から予防に気を配り、すでに腎機能が低下してきている場合はリハビリテーションによって強化や回復をはかり、できるだけ自分の腎臓を長持ちさせるよう守っていかなくてはならないのです。

ただ、注意しておかなくてはならないことがあります。

それは、**腎臓を守るための医療常識が、昔といまとで大きく変わっている点**です。

たとえば、みなさんは、腎臓に関して次のような思い込みを抱いてはいないでしょうか。

「腎臓病になったら、いつかは透析になるのを待つしかない」

「腎臓病は一生治らない病気だ」

「腎臓が悪い人は、運動を控えて安静にしているほうがいい」

「腎臓が悪い人は、厳しい食事制限を続けなくてはならない」

じつは、これらはすべて誤りです。こうした見方はすでに過去のもので、現在は慢性腎臓病に対する治療法が大きく変化しているのです。だから、みなさんはこれから、**「古い常識」を捨てて、「新しい常識」を身につけたうえで自身の腎臓を守っていかなくてはなりません。**

その「新しい常識」がどのようなものなのかについては、これから本書でじっくり説明していくことにしましょう。

私は、東北大学病院で長年医療研究に従事してきた医師です。約30年前、慢性腎臓病の古めかしい治療指針に疑問を感じ、研究を進めて「腎臓リハビリテーション（腎臓リハビリ）」という治療メソッドを確立させました。これは、それまで「安静第一」とされていた慢性腎臓病の患者に運動を推奨するなど、従来の治療常識を180度転換する画期的なメソッド。腎臓リハビリは国内外の医療研究者から大きな注目を集め、高い治療効果が得られることが次第に認められていきました。

そして、現在では、私の提唱したこのメソッドが慢性腎臓病治療のスタンダードとなり、「新しい常識」として定着するようになってきたのです。

とにかく、慢性腎臓病はもう治すことのできない病気ではありません。やるべきことをしっかりやって予防やリハビリに取り組んでいけば、進行を抑えて改善させていくことのできる病気なのです。

ですからみなさん、決してあきらめないでください。

「新しい常識」という武器を身につけて腎臓の病気に立ち向かい、これから先の自分の人生を存分に輝かせていきましょう。

上月正博

腎臓を守るための医療常識は、昔と今とで大きく変わっています！

運動編

古い常識

腎臓が悪い人は、運動を控えて安静にしているほうがいい

↓

新常識

腎臓が悪い人は、適度な運動を習慣にするほうがいい！

運動に対する姿勢は180度変わりました。いまは適度な運動を習慣にすることで腎機能を維持・改善できることが証明されています。

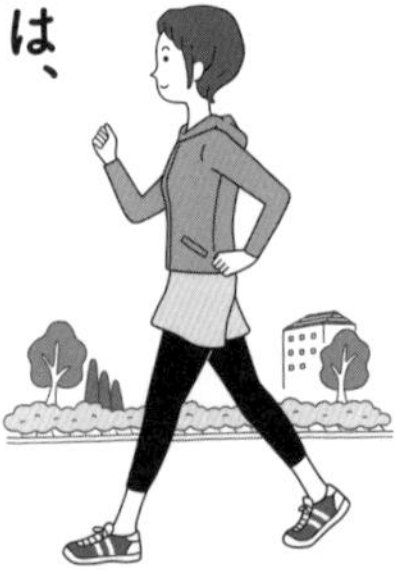

「安静第一」から「運動推奨」が新しい常識に

古い常識

透析中は
身動きせずに
つらい時間を
過ごさなくては
ならない

↓

新常識

いまは透析中に運動をすることも可能になっている！

腎臓リハビリテーションは、人工透析中に行なうことも可能。足漕ぎなどの軽い運動を行なうことで、透析の効率も上がり、疲労も残らなくなります。

古い常識

腎機能は
いったん
悪くしてしまうと、
もう改善する
ことはない

↓

新常識

「腎臓リハビリ」を行なえば、腎機能を改善することが可能になった！

腎機能改善は十分に可能です。現に、腎臓リハビリテーションを行なうことで大幅な腎機能改善に成功している患者さんがたくさんいらっしゃいます。

古い常識

腎臓が悪い人は、たんぱく質の摂取をなるべく減らさなきゃいけない

↓

新常識

たんぱく質の不足は危険！ たんぱく質は許容基準の上限ギリギリまで摂るべき

たんぱく質不足は筋肉量低下を招くので危険。たんぱく質は「減らす」のではなく、「許容基準のギリギリまでしっかり摂る」姿勢が大切です。

古い常識

腎臓が悪い人は、厳しい食事制限を我慢して続けなくてはならない

↓

新常識

我慢や忍耐は必要ない！ むしろ、3食ちゃんと食べることが大事

厳しい食事制限は要りません。むしろ、3食きちんと食べて体重や筋肉を落とさないようにすることのほうがずっと大事です。

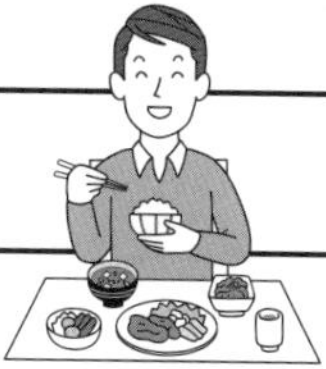

食べ方の工夫で

古い常識

リンって何？
食事でリンを
減らすなんて
聞いたことも
ない……

↓

新常識

リン過剰は腎臓にダメージをもたらす。とくに食品添加物に注意！

リンを摂り過ぎると腎臓に多くのダメージがもたらされます。とくに加工食品などの食品添加物には気をつけなくてはなりません。

古い常識

肉を
食べたいけど、
腎臓が悪いから
我慢しなくちゃ
いけない

↓

新常識

主食のごはんを「低たんぱく」に変えれば、肉も普通に食べられる！

肉や魚を我慢する必要はありません。ごはんを「低たんぱく食品」に変えるなど、ちょっとした工夫をすれば、肉や魚も普通に食べられます。

CONTENTS

第2章 「腎臓リハビリ」なら腎機能を大きく改善できる！

第3章 「腎活性ウォーク」で腎機能がよみがえる！

【腎臓を守る食べ方】

第5章 腎機能低下を防ぐ「クスリ」の新常識

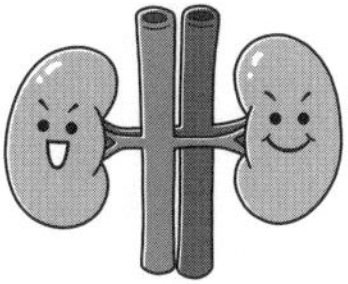

第1章 あなたの腎臓を自力で守るための新常識

腎臓は「尿をつくるだけ」の臓器ではありません

この章では、まず腎臓の基本的な働きを整理しつつ、腎臓という臓器がいかに重要かを見ていくことにしましょう。きっと、「腎臓ってこんなにすごいことをしている臓器だったんだ」と驚かれる方も多いのではないかと思います。

みなさんが「腎臓の役割は何ですか」と聞かれたときに、まっ先に頭に浮かぶのは「おしっこをつくっている臓器」という答えではないでしょうか。

しかし、それだけでは正解とは言えません。

もちろん、おしっこもつくってはいますが、他にもわたしたちが命を維持するうえで欠かせない多くの役割を担い、日々大車輪の活躍をしているのです。

それらの役割をまとめると次のようになります。

①老廃物を濾過して血液をきれいに保つ

腎臓は血液をきれいにする濾過装置。全身を巡ってきた後のよごれた血液を濾過し、老廃物や毒素を取り除いて血液をきれいな状態に戻しています。

②血液中のミネラル成分を調整し、体内の恒常性を維持する

ナトリウム、カリウム、リン、カルシウム、マグネシウムなどのミネラル成分は生命維持に不可欠ですが、これらは多すぎても少なすぎて

もいけません。腎臓は、血液中のこれらの成分の量を調節し、体内の恒常性をいつも一定に保っています。

③体内の余分な水分で尿をつくる

体内の余分な水分によって尿をつくるのも腎臓の仕事。血液中の不要物を仕分けし、余分な水分とともに尿を生成し、その尿は膀胱を経由して体外へと排泄されます。

④造血ホルモンを分泌して赤血球の生産指令を出す

腎臓でつくられるエリスロポエチンは、骨髄に対して「赤血球をつくれ」という指令を出すホルモン。この造血ホルモンが骨髄に届くと赤血球が増産され、多くの赤血球が全身を巡り、より多くの酸素を運べるようになるのです。

⑤血圧を適切にコントロールする

腎臓でつくられるレニンという酵素には、血圧を上げるホルモン（アンギオテンシン）を調節する働きがあります。この作用により血圧が適切にコントロールされることになります。

⑥ビタミンDを活性化させて骨を丈夫にする

腎臓はビタミンDを活性化させる仕事も行なっています。ビタミンDが活性化すると骨におけるカルシウム吸収がよくなり、より骨が丈夫になるのです。

このように、腎臓はじつに多くの役割を果たしているのですが、なかでもここで強調しておきたいのが①と②の役割です。

体を巡ってきた血液には、たんぱく質が代謝されたときに生じる老廃物や毒素が多く含まれています。これらは生きていればどうしても生じてしまう「ゴミ」のようなもので、体にゴミがたまることのないようすみやかに排泄しなくてはなりません。

また、血液中のナトリウム、カリウム、リンなどのミネラル成分は常に一定範囲の濃度に保っていないと生命維持にリスクが生じることになります。そのため、決して過剰になったり不足したりすることのないよう、不要な分は排泄し、必要な分は残し、血中濃度に目を光らせていなくてはなりません。

つまり、**腎臓は、血液を濾過して尿をつくるプロセスでこういった点に目配りをしつつ、「ゴミ出し」をしたり「必要な成分と不要な成分の仕分け」をしたりして、血液コンディションがいつも適正になるようコントロールしてくれている**わけです。

言わば、**「血液の見張り番」「血液の管理人」**のような存在でしょう。腎臓という管理人が日々働いてくれているおかげで、わたしたちは「コントロールされた血液」をいつも通り全身に巡らせることができる。そして、「コントロールされた血液」が全身に巡っているからこそ、わたしたちはいつも通りに各臓器を働かせて活動できるわけです。

そういう観点で見れば、腎臓は人体をいつも通りに動かすために絶対に欠かすことができない管理人のようなもの。この管理人が働かなくなったら、体中にゴミがたまり出し、体に必要なものと不要なものとの見分けや仕分けもできなくなって、どんどん「いつも通り」を維持できなくなってしまうでしょう。

ですから、腎臓を長く健全に保っていくことは非常に大事。まずはみなさん、**腎臓が生命活動に不可欠の役割を果たしている管理人**だということをしっかり頭に刻んでおいてください。

「血液をきれいにするメカニズム」を知っておこう

腎臓は血液をきれいな状態に戻すための濾過装置です。**腎臓には絶え間なく血液が流れ込んでいて、その量は、心臓が送り出す血液の4分の1に相当する**とされます。

そして、その**血液を濾過しているのが腎臓の最小単位器官である「ネフロン」**です。人間には、ひとつの腎臓で約100万個、ふたつで200万個のネフロンが備えられています。ただし、ネフロン量にはかなりの個人差があり、加齢によっても量が変わってきます。

ネフロンは細長い管のような器官であり、1本のネフロンは**「糸球体《しきゅうたい》」**

腎臓の基本構造

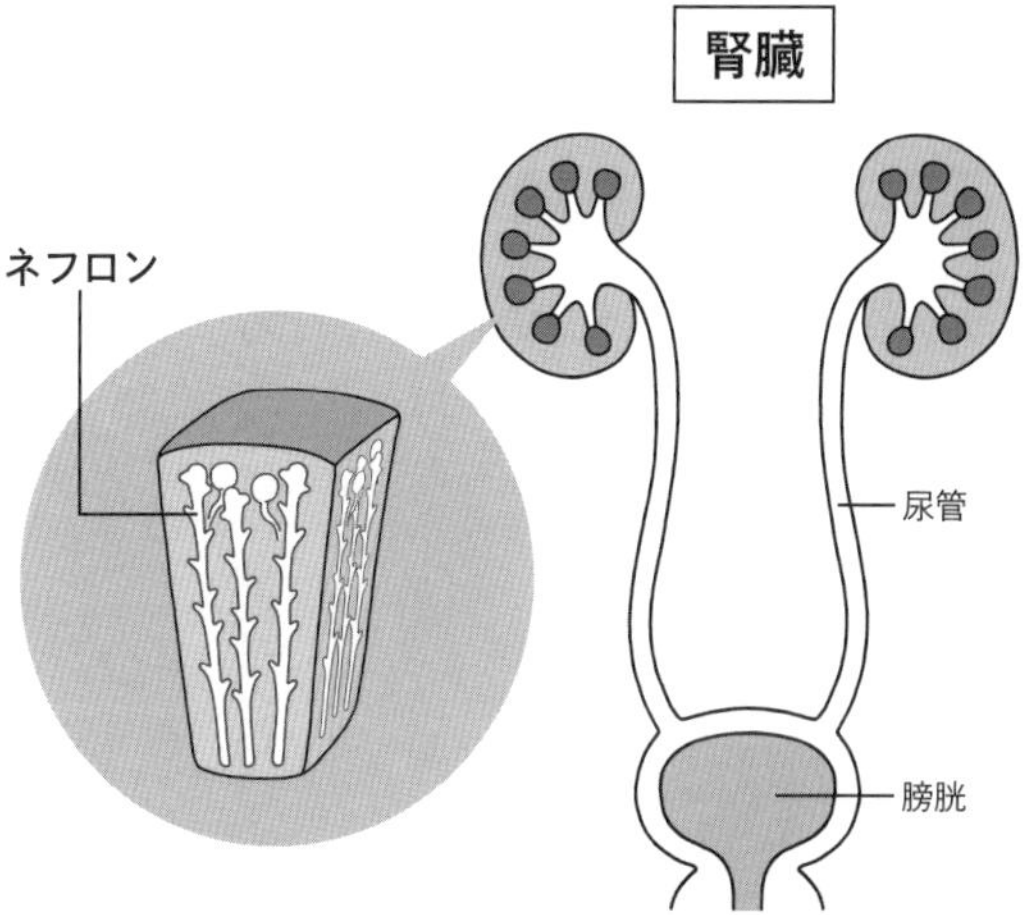

ネフロンは「糸球体」と「尿細管」で構成されている

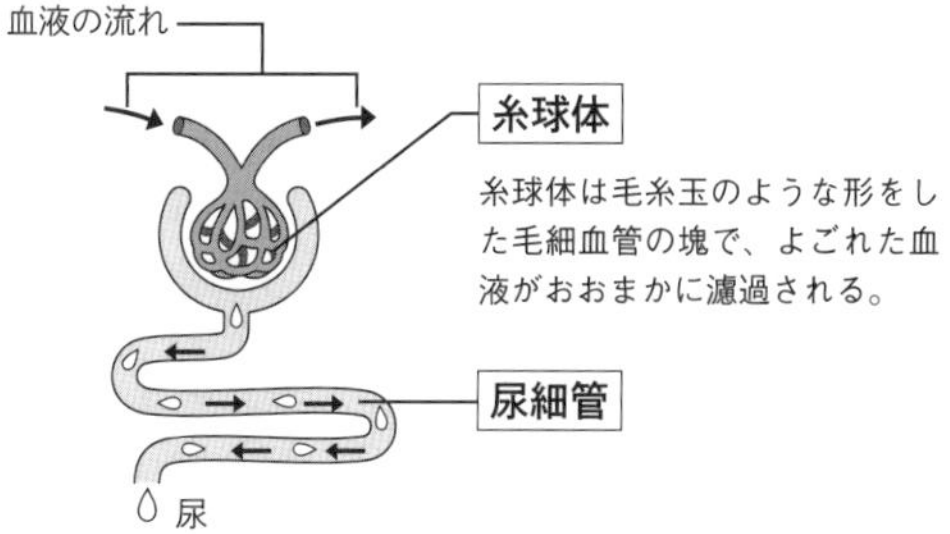

と**「尿細管《にょうさいかん》」**によって構成されています。

糸球体は毛糸玉のようなかたちをした毛細血管の塊《かたまり》で、腎臓に流れ込んだよごれた血液は、まずここでおおまかに濾過されます。

糸球体における濾過は、網目の粗い「ざる」に血液を通すようなもの。「大きめのたんぱく質や赤血球」など、大きな粒子は網目に引っかかりますが、他の小さな粒子や水分は網目を通過して、そのまま尿細管へと流れ込むことになります。

この尿細管へ流れ込む濾液《ろえき》が**「原尿《げんにょう》」**です。原尿は粒子の小さな老廃物のほか、糖、ナトリウム、カリウム、カルシウム、リンなどの体に必要な成分もまだたくさん残ったままの状態になっています。**腎臓において1日につくられている原尿の量は約180ℓにものぼり、これはドラム缶1本分の量に相当します。**これは、ゆうに大人ひとりがお風呂に入れるくらいの量ですね。

糸球体と尿細管の働き

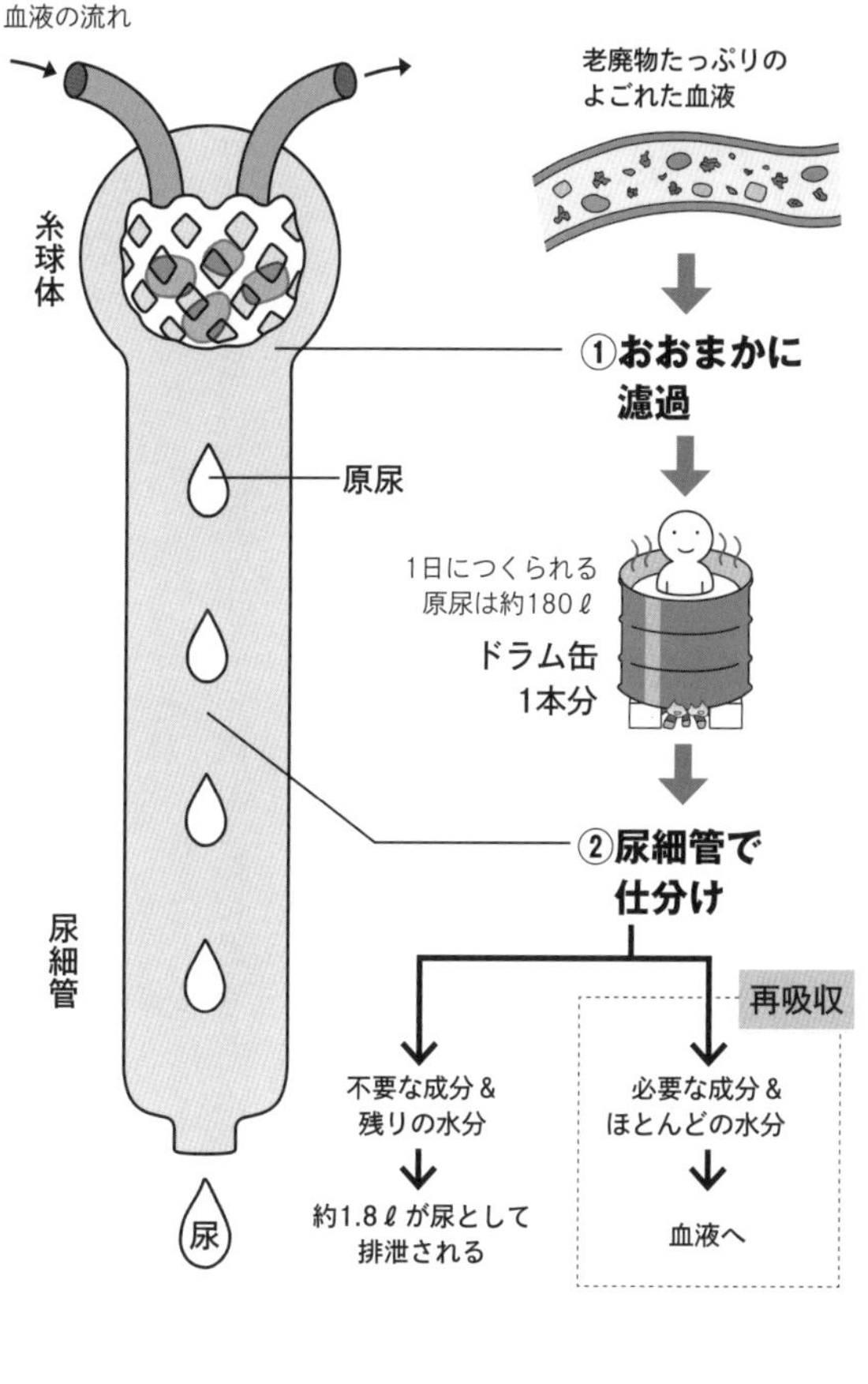
血液の流れ
老廃物たっぷりの
よごれた血液
糸球体
①おおまかに
濾過
原尿
1日につくられる
原尿は約180ℓ
ドラム缶
1本分
②尿細管で
仕分け
尿細管
再吸収
不要な成分＆
残りの水分
約1.8ℓが尿として
排泄される
必要な成分＆
ほとんどの水分
血液へ
尿

いったいなぜ、多くの有用成分を残したままこんなに大量の原尿がつくられるのかというと、次の段階のメカニズムとして**「再吸収」**が控えているからです。

ネフロンの尿細管では、原尿中の有用成分を体に必要な分だけ再吸収して血液に戻すしくみになっています。また、このときに原尿中の水分の99％も血液へ再吸収されることになります。

そして、**再吸収プロセスの後に残った1・8ℓほどが「尿」となり、膀胱にためられた後、体外へと排泄される**ことになるわけです。

▼尿細管の再吸収量を調整して血液成分を一定に保つ

ここで、尿細管における再吸収について、もう少し説明しておきましょう。

尿細管では原尿中の成分の仕分け作業が行なわれています。それは、成分ごとに「体に必要な量」だけを再吸収して血液に戻し、「体に不要な分」は戻さずに尿に捨てるという仕分け作業。すなわち、このときに再吸収量を調整することによって、血液中の成分濃度を一定に保つコントロールが行なわれているわけです。

なお、原尿中には糖も含まれていますが、糖は体を動かすエネルギー源として不可欠なので、ほとんどすべてが再吸収され血液に戻されます。一方、ナトリウム、カリウム、カルシウム、リンなどのミネラルをはじめとした多くの成分は、その時々の全身の状況によって再吸収する量が逐一変わってきます。

たとえば、夏、汗をたくさんかいたときなどは、汗とともに塩分が排出されて体内のナトリウムが少なくなっている可能性があり、そういう場合には、尿細管におけるナトリウム再吸収量が増やされます。

このように、**尿細管では常に全身の「各成分の過不足の状況」が把握されていて、「どの成分がどれくらい必要か」を厳しくチェックしたうえで、必要分量のみを血液中へ戻しているのです。**

そして、こうした管理コントロール体制が敷かれているおかげで、わたしたちは血液中のさまざまな成分を一定量に保ち、その血液を全身に循環させて、いつも通りに生きることができているわけです。

◦ 腎臓は他の臓器と情報管理ネットワークを築いて、常に語り合っている

それにしても、腎臓はいったいどうして全身の状況を把握できるのでしょ

うか。尿細管の再吸収の際、どうして「どの成分が余っていて、どの成分が足りないか」を知ることができるのでしょう。

その理由は、腎臓が他の多くの臓器と「情報管理ネットワークシステム」を築いているからです。

つまり、**腎臓という「管理人」は、骨、肝臓、心臓、肺などの各臓器と互いに情報をやりとりするネットワークを構成していて、そのネットワークを活用することで、他の臓器から体内状況に関するさまざまな情報を得ているのです。**

尿細管で再吸収をするときも、腎臓は各臓器から体内を巡る成分の情報を得ることで、いま何の成分がどれくらい必要なのかを把握し、それによって再吸収量を決定していると考えられています。その成分が体内で不足しそうだという情報が入れば、その成分を多めに再吸収して血液へ戻し、その成分が体内に十分足りているという情報が入れば、再吸収せずに尿に捨てるわけですね。

たとえば、リンは体内で過剰に蓄積すると健康に多くの害をもたらす物質であることが分かっているのですが、そのリンの量を見張っているのが骨です。体内にリンが多くなってくると、骨はすかさず腎臓に向けて「リンの過剰を知らせるホルモン」を送ります。そして、そのホルモンが腎臓に届いて「リンが多いぞ！」という知らせが入ると、腎臓が「それじゃ、リンは再吸収せずに尿に排出してしまおう」と決定する仕組みになっているのです。

こうした情報ネットワークについては、まだ十分解明されていない部分もありますが、このネットワークで腎臓が中心的な役割を担っているのは間違いないでしょう。もしかしたら、腎臓と各臓器との間では、「おーい、あの成分は足りてるか？」「うん、十分にあるから尿に捨てちゃっていいよ」「じゃあ、こっちの成分はどう？」「ああ、少し足りないから、多めに再吸収しておいて」といった会話のやりとりが日常的に交わされているのかもしれません。

ともあれ、腎臓はこういった各臓器との〝会話〟のやりとりによって情報を収集し、再吸収量や排泄量を調節することで血液中の成分を常に一定量内にコントロールしているわけです。

言わば、体内にどの成分がどれくらい出回っているかを厳しく管理・コントロールしているわけであって、**腎臓はコンピューターやAIにも負けないくらいの「体内物流管理のネットワークシステム」を築いている**と言っていいのではないでしょうか。

要するに、わたしたちがいつも通りに生きて活動できるのは、腎臓を中心とした管理ネットワークシステムが常時稼働しているおかげなのです。みなさん、腎臓が人体を維持・運営していくうえでいかに重要な働きをしているか、お分かりいただけたでしょうか。

濾過装置ネフロンは、歳をとると若い頃の半分に減ってしまう

腎臓の機能を衰えさせてしまうさまざまな要因のうち、誰しも避けられないのが「加齢」です。

一般の方々には意外に知られていないのですが、ネフロンは数に限りがあり、歳をとるに従って少しずつ減少していきます。

どの程度減るのかというと、**60代、70代になると、ネフロン数が20代の頃の半分ほどになってしまう**。すなわち、20代で200万個のネフロンを持っていたとしたら、60代、70代になると半分の100万個くらいに減ってしまうわけですね。

しかも、いったん減ってしまったネフロンは、再生したり回復したりすることはありません。当然、**歳をとってネフロンの数がじわじわと減ってくれば、それに伴って腎臓の濾過機能もじわじわと低下していく**ことになります。

万が一、ネフロンの数がゼロになってしまったら、人間はもう生きていけません。濾過機能が完全にストップしたら、老廃物や毒素を含んだよごれた血液が全身を回り、尿毒症に陥って死んでしまいます。そうならないためには、腎不全に陥る前に人工透析や腎移植などの手段をとるしかありません。

もっとも、わたしたちの腎臓はかなりネフロンが減ってきてもすぐさま命に関わるような事態にならないよう、相当な「予備力」を持っていることが分かっています。

実際、ネフロンは持っている量のすべてが使われているわけではありません。だいたい「最前線で酷使されていまにも死にそうなグループ」「時々使われてまだ余力を残しているグループ」「まったく使われていない新品状態でピンピンしているグループ」の3グループに分かれていて、疲弊して死にそうなグループのネフロンから順に使われていくのです。言わば、弱ったネフロンが死んで数が減ってきても血液の濾過を問題なく続けられるように、元気なネフロンを備えとして温存するシステムになっているわけですね。

このため、**慢性腎臓病などで多少ネフロン数が減ってきても、すぐに腎不全に陥るということはありません。**予備力として蓄えてあるネフロンまで少なくなってきたらさすがにもう腎不全間近となりますが、そういう危機的状態になるまでは、腎機能は何年何十年という長い歳月をかけてじわじわと少しずつ衰えていくものなのです。

●「高血圧」「糖尿病」「リン過剰」は、腎機能を低下させる3大要因

腎機能が低下する要因には、加齢以外にもさまざまなファクターがあります。なかでもとくに影響が大きいのが**「高血圧」「糖尿病」「リン過剰」**の3つです。

高血圧と糖尿病は、以前から腎機能低下を進ませる大きな原因だとされています。腎臓という器官は無数の毛細血管が詰まった血液のたまり場のようなものですから、血圧が高くて血管に圧がかかったり、血糖値が高くて血管がもろくなったりすると、腎臓にとってたいへん大きなダメージにつながるのです。

現に、慢性腎臓病の患者さんには高血圧や糖尿病の持病がある人が多く、高血圧や糖尿病とつき合っているうちにいつの間にか腎機能を衰えさせてしまったというケースがたいへん目立ちます。その場合、**腎臓を悪くしたもともとの原因は高血圧や糖尿病なので、そのためこれらを「原疾患」と呼ぶ**こともあります。

慢性腎臓病で腎機能低下が進行し始めた人は、まずはこうした原疾患の治療に力を注ぐのが普通です。すなわち、医師の指導のもとで薬物療法や食事療法、運動療法を行なって、高血圧であれば血圧の値を下げ、糖尿病であれば血糖値を下げるようにしていくわけです。具体的にどのような方法を取ればいいのかについては、後の章で紹介することにしましょう。

もっとも、腎機能低下が進んできた人が気をつけるべき疾患は、高血圧や糖尿病だけではありません。心筋梗塞や脳卒中などの心血管疾患にも十分注意を払っていくべきでしょう。

それというのも、**腎臓と心臓は互いに影響し合う関係にあり、腎機能が低下すると心機能も低下して心血管疾患に陥りやすくなる**ことが分かっているのです（これは「心腎連関症候群」と呼ばれています）。

実際、九州大学大学院が行なった長期大規模調査・久山町研究でも、慢性腎臓病の持病があると心血管疾患を発症しやすくなることが明らかになっています。

▼リンは体内で過剰になると細胞毒のように働く

なお、最近は、高血圧や糖尿病のほかにも腎機能低下を進ませる大きな要因があることが分かってきました。

それが**「リン過剰」**です。リンはさまざまな食べ物に含まれるミネラルで、骨の成分になるなど人体にとって非常に重要な働きをしています。しかしながら、体内で過剰になると細胞毒のように作用して老化を進ませたり病気を引き起こしたりすることが分かってきたのです。

とりわけ、腎臓のネフロンに対する影響は大きく、**原尿中のリン濃度が高くなると細胞毒が尿細管に影響して、ネフロン死を進ませてしまう**ようになります。それによってネフロン数が減り、腎機能低下が進んでいってしまうことになるわけです。

だから、**普段からリンが多いものばかり食べていると、いつの間にか腎機能が悪化する**事態になりかねません。どんなものにリンが多いかなど具体的なことについては、後の章でくわしく述べることにしましょう。

ともあれ、「高血圧」「糖尿病」「リン過剰」は、腎機能低下を進ませてしまう3大要因と言っていいと思います。これらが背景にあると、腎臓が衰えるスピードがぐっと速まってしまうのは確実。いまは健康だという人も、

３つのうちどれかひとつでも心当たりがあるなら、腎臓の状態を心配したほうがいいでしょう。

70代の３人に１人、80歳以上の２人に１人が、慢性腎臓病に罹っている

ここで「慢性腎臓病（CKD《シーケーディー》）」という病気をちょっとクローズアップしておきましょう。

日本の慢性腎臓病の患者数は、約１３３０万人です。これは、20歳以上の成人の８人に１人がこの病気に罹っていることになる数。また、先述したようにネフロンは加齢とともに減って腎機能が落ちてくるので、慢性腎

臓病は高齢になるにつれ増加してきます。なんと、**70代になれば3人に1人、80歳以上になれば2人に1人が慢性腎臓病に罹《かか》る**という統計が出ているのです。

さらに、**慢性腎臓病が悪化して、腎不全となって人工透析を受けている患者さんの数は約34万人**です。こうした数字だけを見ても、慢性腎臓病が「国民病」と言うべき病気であることが分かると思います。

なお、これほどまで患者数が多いのには、慢性腎臓病が「気づかないうちに進行してしまいやすい病気」であることが大きく影響していると言っていいでしょう。

腎臓という器官は「沈黙の臓器」です。

慢性腎臓病になったとしても、初期や中期の段階では、症状らしい症状はほとんど現われません。中期以降に症状が現われたとしても、せいぜい「むくみ」「だるさ」「疲れ」「息切れ」「夜間頻尿」くらいのもの。これらは、ある程度歳をとれば誰でも感じる不調であり、〝腎機能が落ちたせいで起こっていること〟と疑う人は少ないでしょう。

そのため、「気づいたときには、すでに腎機能がかなり落ちてしまっていた」「久しぶりに健康診断を受けたら、医者からもう腎不全寸前の状態だと言われた」「別の病気で受診したのに、検査をしたら腎臓のほうがもっと悪くなっていると指摘された」といったケースが後を絶たないわけです。

では、いったい慢性腎臓病を早めに見つけるにはどうすればいいのか。

それにはやはり、**小まめに血液検査や尿検査を受けてチェックをする**のがいちばんだと思います。毎年健康診断を受けるのはもちろん、病院やクリニックに行けば、たんぱく尿やクレアチニン、ｅＧＦＲ《イージーエフアール》などの腎機能指標をすぐに測定してくれるはずです。

そうやって定期的に検査をして腎臓の数値をチェックしていれば、「気づいたときにはかなり慢性腎臓病が進行してしまっていた」という事態を防ぐことができる。それが「沈黙の臓器・腎臓」を守るもっとも確実な道なのではないでしょうか。

気づかぬうちに悪化してしまう 慢性腎臓病の6段階の進行ステージ

では、ここで慢性腎臓病がどのように進んでいくのかをおさえておくことにしましょう。

慢性腎臓病は、GFR《ジーエフアール》（糸球体濾過量）の数値によって6段階のステージに分かれています。

GFRというのは、腎臓の濾過機能がどれだけ残っているかの指標です。腎臓の糸球体が1分間にどれだけの血液を濾過できるかを表わしていて、このGFRの数値が小さいほど腎機能の低下が進んでいることを示しています。

49ページの図表を見てください。このように慢性腎臓病の進行ステージは、初期のほうからG1、G2、G3a、G3b、G4、G5に区分されています。**GFRの数値が小さくなるにつれて進行ステージが上がり、深刻さが増していく**わけですね。

それぞれのステージをざっと説明しておくと、**G1は腎機能が「正常」**、**G2は「軽度低下」**で、これらの段階ではほとんど自覚症状はありません。ただ、G2の初期段階で腎機能低下が始まったのを知ることができれば、事前に食事や運動などのさまざまな対策を打つことができ、それだけ腎臓を長持ちさせることが可能となるでしょう。

G3は健康診断などで慢性腎臓病が発覚しやすい段階です。ここはG3aとG3bのふたつに区分けされていて、G3aの段階は「軽度〜中等度低下」、G3bの段階は「中等度〜高度低下」となります。

そして、同じG3でも、G3bになると動脈硬化や心筋梗塞、脳卒中などの心血管疾患のリスクが高まるとされています。いずれにしても、これ以上腎機能が落ちるといろいろ厄介な事態になってくるので、G3の段階は腎機能維持対策をしていくうえでの「踏ん張りどころ」「がんばりどころ」と言っていいでしょう。

G4は「高度低下」の段階です。この段階になるといよいよ腎機能が落ちて、だるさや疲労、息切れなどの症状も感じるようになってきます。心血管疾患リスクもいっそう高まって、腎不全や人工透析が次第に現実的なものとして近づいてくる。G4の段階になると、もう腎機能悪化の流れを止められなくなってくるのです。

慢性腎臓病の6段階のステージ

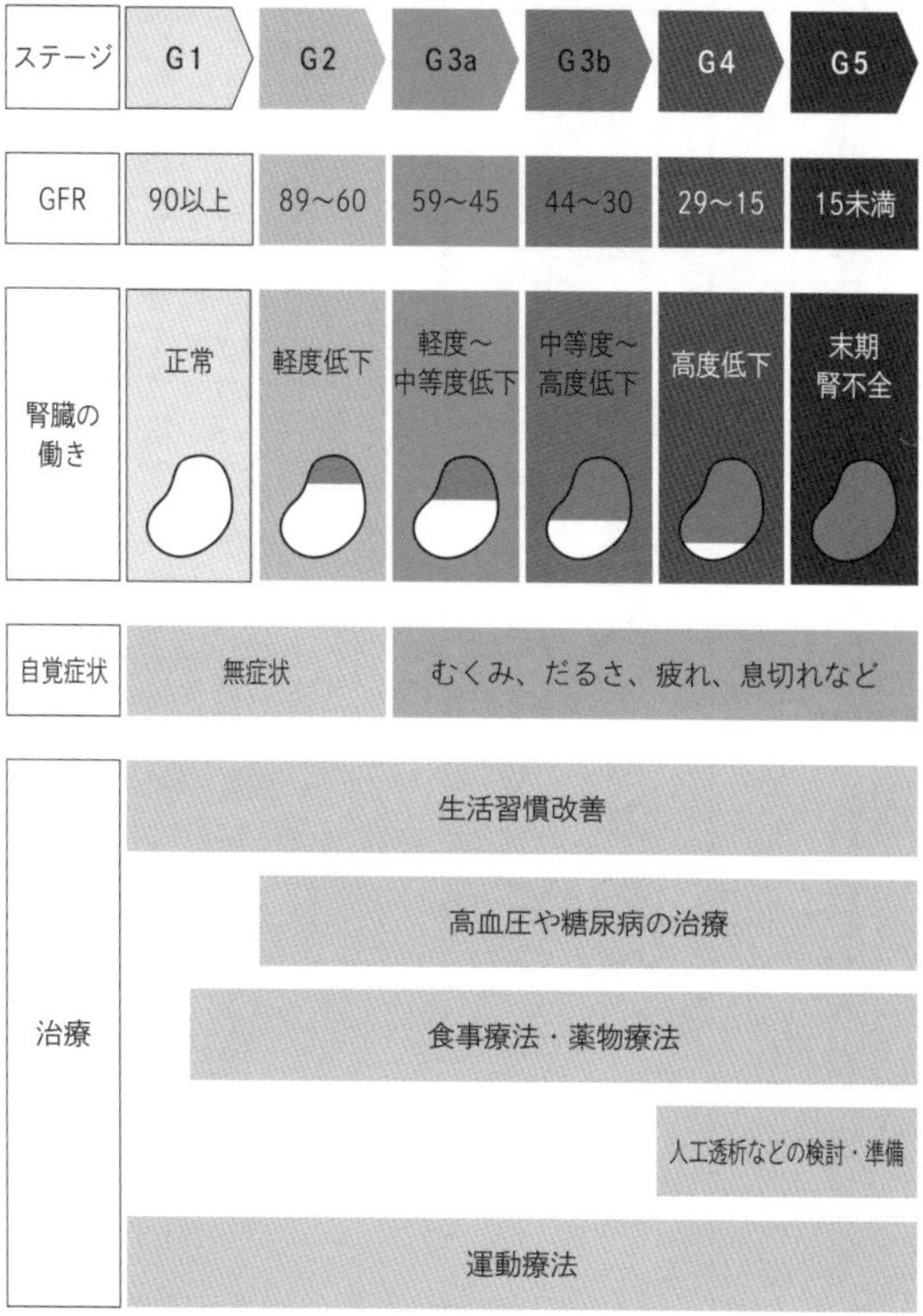

慢性腎臓病は知らず知らずのうちに悪化することが多い。できるだけ早い段階で発見して、対策につとめたい。

さらに、**G5になると「末期腎不全」**と見なされて、人工透析や腎移植が検討されるようになります。**腎不全になると、もう自力では血液をきれいにすることができません。**日本ではほとんどの人が人工透析を選択し、2、3日おきに機械の力を借りて血液を入れ替える生活へと移行していくことになります。

腎機能がどれだけ残っているかは、「腎機能早見表」で分かる

健康診断や検査の結果が出たとして、自分が慢性腎臓病なのかどうか、自分の慢性腎臓病がどのくらいの段階なのかを検査数値から見極めるには

どうすればいいのでしょう。

まず、**慢性腎臓病という診断が下されるのは、次のうちどちらか一方、あるいは両方が、3か月以上続いている場合**となります。

> ① **尿・血液の検査、画像診断、症状から、腎臓に障害が起こっているのが明らかであること**
> ② **糸球体濾過量（GFR）が60（㎖／分／1・73㎡）未満であること**

ただ、②のGFRは、正確に調べる検査はかなり手間がかかるので、実際には血液検査で調べた血清クレアチニンの数値をもとに推算量の「**eG**《イージー》**FR**《エフアール》**（推算糸球体濾過量）**」を算出するのが一般的です。そして、この**eGFRであれば、血清クレアチニンの値さえ分かれば「腎機能早見表」を使ってすぐに知ることができます。**

次ページからの表が「腎機能早見表」です。

たとえば、70歳の男性が健康診断を受け、血清クレアチニンの値が1・4だったとしましょう。早見表で「70歳」と「1・4」が交差するところを見ると「39」となります。この39がeGFRの値です。

ちなみに、**eGFR39ということは、健康時の腎機能を100%とした場合、腎機能が約39%まで低下してしまっているということを示しています。**つまり、これによって自分の腎機能がどれくらい残っているかが把握できることになります。

また、49ページの慢性腎臓病の進行ステージ表でGFR「39」が当てはまるのは「G3b」。すなわち、これにより「腎機能に危険信号が灯り始めた段階である」と知ることができるわけです。

腎機能早見表：男性①

年齢＼SCr.	0.6	0.7	0.8	0.9	1.0	1.1	1.2	1.3	1.4	1.5	1.6	1.7	1.8	1.9	2.0	2.1	2.2	2.3
20	≧90	≧90	≧90	≧90	82	74	67	61	56	52	49	46	43	40	38	36	34	33
25	≧90	≧90	≧90	86	77	69	63	57	53	49	46	43	40	38	36	34	32	31
30	≧90	≧90	≧90	82	73	65	59	54	50	46	43	40	38	36	34	32	30	29
35	≧90	≧90	89	78	69	63	57	52	48	44	41	39	36	34	32	31	29	28
40	≧90	≧90	85	75	67	60	55	50	46	43	40	37	35	33	31	29	28	27
45	≧90	≧90	83	73	65	58	53	48	45	41	38	36	34	32	30	28	27	26
50	≧90	≧90	80	70	63	56	51	47	43	40	37	35	33	31	29	28	26	25
55	≧90	≧90	78	68	61	55	50	46	42	39	36	34	32	30	28	27	25	24
60	≧90	88	76	67	59	54	49	45	41	38	35	33	31	29	28	26	25	24
65	≧90	86	74	65	58	52	48	43	40	37	35	32	30	29	27	26	24	23
70	≧90	84	73	64	57	51	46	43	39	36	34	32	30	28	26	25	24	23
75	≧90	83	71	63	56	50	46	42	38	36	33	31	29	27	26	25	23	22
80	≧90	81	70	61	55	49	45	41	38	35	33	30	29	27	25	24	23	22
85	≧90	80	69	60	54	48	44	40	37	34	32	30	28	26	25	24	22	21

[ステージ分類]　G1　G2　G3a　G3b　G4　G5

※ eGFR は糸球体濾過量の推算値　※ SCr. ＝血清クレアチニン値

※日本腎臓学会の『慢性腎臓病ガイドライン 2012』をもとに作成。早見表の数値はあくまで推算値であるため、確定診断は必ず専門医を受診してください。

腎機能早見表：男性②

年齢＼SCr.	2.4	2.5	2.6	2.7	2.8	2.9	3.0	3.1	3.2	3.3	3.4	3.5	3.6	3.7	3.8	3.9	4.0
20	31	30	28	27	26	25	24	23	23	22	21	20	20	19	19	18	18
25	29	28	27	26	25	24	23	22	21	20	20	19	19	18	17	17	16
30	28	26	25	24	23	22	22	21	20	19	19	18	18	17	17	16	16
35	26	25	24	23	22	21	21	20	19	18	18	17	17	16	16	15	15
40	25	24	23	22	21	21	20	19	18	18	17	17	16	16	15	15	14
45	25	23	22	21	21	20	19	18	18	17	17	16	16	15	15	14	14
50	24	23	22	21	20	19	19	18	17	17	16	16	15	15	14	14	13
55	23	22	21	20	19	19	18	17	17	16	16	15	15	14	14	13	13
60	23	22	21	20	19	18	18	17	16	16	15	15	14	14	13	13	13
65	22	21	20	19	19	18	17	17	16	15	15	14	14	14	13	13	12
70	22	21	20	19	18	17	17	16	16	15	15	14	14	13	13	12	12
75	21	20	19	19	18	17	16	16	15	15	14	14	13	13	13	12	12
80	21	20	19	18	17	17	16	16	15	14	14	14	13	13	12	12	12
85	20	19	19	18	17	16	16	15	15	14	14	13	13	13	12	12	11

［ステージ分類］ G1　G2　G3a　G3b　G4　G5

※ eGFR は糸球体濾過量の推算値　※ SCr. ＝血清クレアチニン値

※日本腎臓学会の『慢性腎臓病ガイドライン 2012』をもとに作成。早見表の数値はあくまで推算値であるため、確定診断は必ず専門医を受診してください。

腎機能早見表：女性①

年齢＼SCr.	0.6	0.7	0.8	0.9	1.0	1.1	1.2	1.3	1.4	1.5	1.6	1.7	1.8	1.9	2.0	2.1	2.2	2.3	2.4	2.5	2.6
20	≧90	89	77	68	60	54	49	45	42	38	36	34	31	30	28	26	25	24	23	22	21
25	≧90	84	72	63	56	51	46	42	39	36	34	31	29	28	26	25	24	22	21	20	20
30	≧90	79	68	60	54	48	44	40	37	34	32	30	28	26	25	24	22	21	20	19	19
35	≧90	76	66	58	51	46	42	38	35	33	30	28	27	25	24	23	21	20	19	19	18
40	87	73	63	55	49	44	40	37	34	31	29	27	26	24	23	22	21	20	19	18	17
45	84	71	61	54	48	43	39	36	33	30	28	26	25	23	22	21	20	19	18	17	16
50	81	68	59	52	46	42	38	35	32	29	27	26	24	23	21	20	19	18	17	17	16
55	79	67	57	50	45	40	37	34	31	29	27	25	23	22	21	20	19	18	17	16	16
60	77	65	56	49	44	39	36	33	30	28	26	24	23	21	20	19	18	17	17	16	15
65	75	63	55	48	43	39	35	32	29	27	25	24	22	21	20	19	18	17	16	15	15
70	74	62	54	47	42	38	34	31	29	27	25	23	22	21	19	18	17	17	16	15	14
75	72	61	53	46	41	37	34	31	28	26	24	23	21	20	19	18	17	16	15	15	14
80	71	60	52	45	40	36	33	30	28	26	24	22	21	20	19	18	17	16	15	15	14
85	70	59	51	45	40	36	32	30	27	25	24	22	21	19	18	17	16	16	15	14	14

[ステージ分類] G1 G2 G3a G3b G4 G5

※ eGFR は糸球体濾過量の推算値　※ SCr. ＝血清クレアチニン値

※日本腎臓学会の『慢性腎臓病ガイドライン2012』をもとに作成。早見表の数値はあくまで推算値であるため、確定診断は必ず専門医を受診してください。

腎機能早見表：女性②

年齢＼SCr.	2.7	2.8	2.9	3.0	3.1	3.2	3.3	3.4	3.5	3.6	3.7	3.8	3.9	4.0
20	20	19	18	18	17	17	16	15	15	14	14	14	13	13
25	19	18	17	17	16	15	15	14	14	14	13	13	12	12
30	18	17	16	16	15	15	14	14	13	13	12	12	12	11
35	17	16	16	15	15	14	14	13	13	12	12	12	11	11
40	16	16	15	15	14	13	13	13	12	12	11	11	11	10
45	16	15	15	14	13	13	13	12	12	11	11	11	10	10
50	15	15	14	14	13	13	12	12	11	11	11	10	10	10
55	15	14	14	13	13	12	12	11	11	11	10	10	10	10
60	14	14	13	13	12	12	12	11	11	10	10	10	10	9
65	14	14	13	13	12	12	11	11	11	10	10	10	9	9
70	14	13	13	12	12	11	11	11	10	10	10	9	9	9
75	14	13	13	12	12	11	11	10	10	10	9	9	9	9
80	13	13	12	12	11	11	11	10	10	10	9	9	9	8
85	13	13	12	12	11	11	10	10	10	9	9	9	9	8

［ステージ分類］ G1 G2 G3a G3b G4 G5

※ eGFR は糸球体濾過量の推算値　※ SCr. ＝血清クレアチニン値

※日本腎臓学会の『慢性腎臓病ガイドライン 2012』をもとに作成。早見表の数値はあくまで推算値であるため、確定診断は必ず専門医を受診してください。

◦人工透析の「常識」も大きく変わり、ＱＯＬを向上させることが可能に

人工透析についても簡単に述べておきましょう。

日本は「透析大国」であり、透析の設備や環境も、透析の技術も世界トップレベルです。先述したように、**日本で人工透析を受けている患者さんは約34万人。全人口の３６０人に１人が透析を受けている**ことになります。

透析療法には「血液透析」と「腹膜透析」があり、９割以上の患者さんは血液透析のほうを選択しています。

血液透析は、体外に血液を導き出し、ダイアライザーという機械で血液を濾過し、老廃物を取り除いたうえでその血液を再び体内に戻す治療法で

す。通常、透析設備のある医療機関に週2、3回通い、1回4～6時間かけてよごれた血液をきれいな血液へと入れ替えることになります。

人工透析を受けた後は強い疲労感やだるさが残り、その日は心身ともにぐったりして何もできないといいます。また、**人工透析は基本的にいったん始めたら途中でやめることができないため、透析の疲労感やだるさが数日置きに延々と繰り返されていく生活に精神的疲労やストレスを感じてしまう人も多い**と聞きます。

こうしたデメリットがあるせいか、これまでの傾向としては「透析になったらもう趣味も仕事も続けられない」「透析生活になったら人生もオワリだ」といったように人工透析をマイナスに捉える人が多かったように思います。

▼「睡眠中の透析」「運動しながらの透析」も可能に

しかし、**近年は、人工透析のイメージもだいぶ変わり、透析生活を前向きに捉えて生きる人も増えてきた**ようです。

たとえば、この頃は、夜間の睡眠時間を利用して長時間透析を行なう**「オーバーナイト透析」「睡眠透析」**といった方法も登場しています。睡眠中に時間をかけて透析を行なえば体への負担も減らすことができ、昼間の活動時間を無駄にすることなく、仕事や趣味、家事、勉強などを行なってＱＯＬを向上させることができるというわけです。

それに、次の章でくわしく述べますが、私が提唱してきた**「腎臓リハビリテーション」**は、じつは透析中の人に対しても有効なのです。透析中、エルゴメーターを利用した軽い足漕ぎ運動をすると人工透析が効率よく進むうえ、疲労感やだるさなどもあまり残らなくなることが分かっているんですね。

つまり、これまで**「透析中はベッドで何時間もじっとしていなくてはいけない」というのが常識だったのが、「透析中はじっとしていなくてもよく、むしろ軽く体を動かしたほうがいい」というように変わってきた**のです。

そして、こうした変化によって患者さんがストレスなく透析を受けられるようになり、選択肢の幅もグッと広がって、日々の透析生活を前向きに捉える人が多くなってきたわけです。

なかには、30代で透析になり、80代のいまに至るまで50年も元気に透析生活を続けている患者さんもいます。ですから、決してマイナスにばかり考えなくてもいい。**いまの透析医療は、人工透析を受けていても、患者さんが日々の人生を輝かせることができるような方向へと大きく変わりつつある**のです。

慢性腎臓病は、もはや「不治の病」ではありません！

慢性腎臓病という病気は、これまで「誤った古い固定観念」に縛られすぎだったのではないでしょうか。

たとえば、この病気に罹《かか》った人はこれまでは少し特別な目で見られがちでした。「ちょっと動いただけですぐに疲れてしまう」、「みんなと同じように運動することができない」、「体が虚弱で顔色が悪く、いつも家にこもっている」など……。もしかしたら、みなさんの中にも周りからこのような目で見られてきた方がいらっしゃるかもしれません。

しかし、いまはもうそういう時代ではありません。**慢性腎臓病の常識は**

大きく変わってきています。たとえ慢性腎臓病になっても、普通の健康な人とたいして変わりなく、元気に活動したり運動したりすることができるようになってきたのです。

実際、私が指導してきた患者さんには、慢性腎臓病になっても仕事、趣味、運動などを積極的に行ない、人生を活動的に楽しんでいる方々がたくさんいます。なかには、診断されてから「日本百名山」を踏破された方もいらっしゃいますし、毎日2万歩以上のウォーキングをして病状を大きく改善させた方もいらっしゃいます。そういう方々はもう慢性腎臓病を「克服した」と言ってもいいでしょう。

そして、そうした患者さん方の多くが「腎臓リハビリテーション」を実践することで状況を打開してきたのです。**腎臓リハビリは、「安静第一」から「運動推奨」へと腎臓病治療の常識を180度覆した治療メソッド。**つまり、このメソッドを実践することによって多くの患者さんが「古い固定観念」から解き放たれ、新しい治療常識を旗印に腎機能を改善していけるようになったわけですね。腎臓リハビリについては、次章でくわしく紹介していきましょう。

とにかく、慢性腎臓病は決して「不治の病」ではありません。「いったん悪くしたらよくならない病気」なのでもありません。腎臓リハビリを中心に運動面や食事面を工夫していけば、確実に進行を抑えたり病状を改善させたりすることができるのです。

ですからみなさんも、古い固定観念の殻《から》を打ち破り、新しい治療常識を身につけて、腎臓の機能を守っていってください。そして、自分のこれからの人生をしっかり守っていくようにしましょう。

COLUMN

腎臓は寿命にも影響する！
長生きのカギは「適度な運動」だった

決して脅かすわけではありませんが、腎臓の病気や腎機能の低下はその人の寿命にも影響します。実際に、慢性腎臓病で腎機能が低下すると、心血管疾患発生率が上がり、入院率や死亡率も上がるという研究データが出ているのです。

ですから、この先長生きをしたいなら、いまのうちから腎機能を維持・改善していかなくてはなりません。そして、そのためのカギとなるのが「適度な運動」です。**慢性腎臓病の人が運動療法を行なうと、何も行なわない人に比べてクレアチニンやeGFRの数値が改善することが分かっています**。また、人工透析中の患者さんを対象にした大規模調査研究では、運動をする習慣がある人のほうが明らかに寿命が長くなることも分かっています。

ぜひみなさんも、日々体を動かし、腎臓を大切に守りながら、いつまでも長生きをするようにしてください。

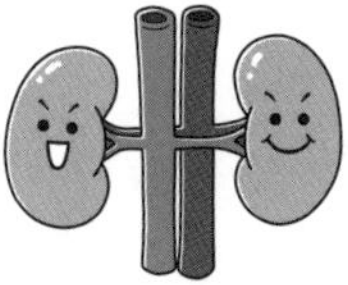

第2章

「腎臓リハビリ」なら腎機能を大きく改善できる！

腎臓病の治療常識が、180度ガラリと変わった！

先にも触れましたが、慢性腎臓病はかつては「安静第一」が治療原則でした。運動は慢性腎臓病を悪化させる要因と見なされ、医師が診療指標とする腎臓病ガイドラインでも「運動制限」という項目が設けられていたのです。

しかし、それはもう過去のこと。いまでは私が提唱してきた**「腎臓リハビリテーション」が広く認められるようになり、「運動推奨」が常識とされるようになっています。**つまり、慢性腎臓病の治療常識が180度ガラリと変わったわけですね。

腎臓リハビリは、患者さんの腎臓病を改善するだけでなく、他の生活習慣病をも予防しつつ、生活機能や運動機能をトータル的にアップしていく総合プログラム。食事療法や薬物療法、精神面のサポートなどもしていきますが、プログラムの中でもっとも中心的な役割を担っているのはやはり運動療法です。

なぜなら、運動療法を行なうことでたいへん多くの効果がもたらされるからです。

みなさんは「Exercise is Medicine（エクササイズ・イズ・メディスン）」という西欧のことわざをご存じでしょうか。訳すなら「運動は何にも優るクスリだ」といったところだと思います。

たとえば、高血圧、糖尿病、高脂血症といった持病がある場合、高血圧のクスリ、糖尿病のクスリ、高脂血症のクスリといったように何種類ものクスリを飲まなきゃなりませんよね。そこへいくと、運動は体を動かすだけで、高血圧にも糖尿病にも高脂血症にもクスリに匹敵するような効果をもたらしてくれる。運動ひとつで多種多様な疾患を予防したり改善したりすることができるわけです。

西欧には「Exercise is Polypill（エクササイズ・イズ・ポリピル）」ということわざもあるのですが、「ポリピル」は何種類ものクスリの意味なので、訳すなら「運動こそ万能薬である」といった感じでしょう。だから、慢性腎臓病に限らず、病気を治して健康を取り戻したいなら、この「万能薬」の効果を使わない手はないというわけです。

▼腎臓リハビリの運動療法で「生きる力」を底上げする

実際、腎臓リハビリの運動療法を実践すると、たいへん多くの効果がもたらされます。

慢性腎臓病でお悩みの方にとっていちばんうれしい効果は「クレアチニンやeGFR（推算糸球体濾過量）の数値が改善すること」かもしれませんが、それだけにとどまりません。ちょっと挙げておくと、「心臓の機能が高まる」「酸素摂取量が増える」「貧血が改善する」「睡眠の質がよくなる」「不安・うつが改善する」「透析の効率がよくなる」「死亡率が低下する」「寿命が延びる」といった数々の効果が期待できるのです。

すなわち、こうした効果が複合的に働いた結果、患者さんの病状や体力が回復へ向かっていくわけです。慢性腎臓病だけでなく、動脈硬化、心臓病、脳血管障害など、さまざまな疾患を防ぐことにもつながっていくことでしょう。

私は、**腎臓リハビリの運動療法は、患者さんの「生きる力」をトータル的に回復させるメソッド**だと考えています。この章では、腎臓リハビリの運動のやり方を具体的に紹介していきますので、みなさんもぜひ実践してその効果を存分に引き出してください。そして、「生きる力」を大きく底上げしていきましょう。

安静にしていると筋肉が落ちて、たった1日で2歳分も老化してしまう

私が慢性腎臓病の方々に「安静」ではなく「運動」を勧めるのには、もうひとつ大きな理由があります。

それは、安静という道を選ぶと、筋肉量が落ちて身体機能が低下し、どんどん寝たきりへ近づいていってしまうからです。

ちょっと怖いデータがあるので、ここで紹介しておきましょう。

人の筋肉量は、中年以降、1年歳をとるごとに平均1%ずつ低下していきます。しかも、**丸一日、ずっと体を動かさずに安静にしていると、なんと1日で2%もの筋肉量が低下してしまう**ことが分かっているのです。つまり、たった1日で2歳分も老化してしまうことになるわけですね。

それに、衰えるのは筋肉だけではありません。1966年、アメリカで行なわれた研究では、5人の20歳の男性に3週間の完全安静生活をしてもらい、3週間後、彼らの持久力低下の度合いをチェックしました。これにより驚くべき持久力低下が発覚したわけですが、じつはおもしろいのはここからなのです。

実験後、彼ら5人はトレーニングによって健康を元通りに回復させていたのですが、最初の実験から40年の歳月が経って5人が60歳になったある日、再び持久力の検査を行なったのです。すると、5人の持久力が低下した度合いの平均値は、40年前の安静実験後の結果と同等でした。すなわちこれにより、40年分の老化がたった3週間の安静でもたらされるということが確認されたわけです（左ページのグラフ参照）。

このように、**体を動かさず安静にしていると、人はものすごいスピードで老い衰えていってしまう**のです。

とくに、高齢になってから安静や運動不足の日々を送っていると、筋肉量と筋力の低下が急速に進み、**「サルコペニア」**と呼ばれる状態に陥ります。サルコペニアになると、歩行が不安定になるなど身体機能が大きく低下し、転倒のリスクが高まります。転んだ拍子に大腿骨を骨折したりすると、そのままベッドから離れられなくなってしまうケースが少なくありません。

また、このサルコペニアが悪化すると、疲労感や歩行速度の低下、体重減少などが加わって、**「フレイル」**と呼ばれる衰弱状態になっていきます。

安静にしていると筋肉が落ちる

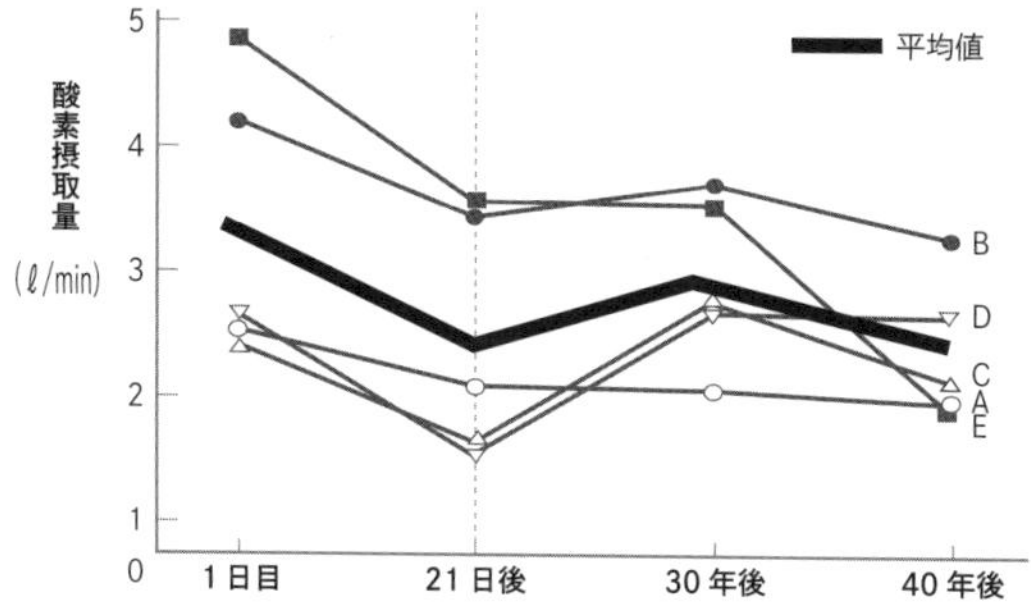

McGavock JM.Et al.J Gerontol 2009;64;293-299

3週間安静にしたときの体力低下が、40年後の体力と同等であることが分かる。

そして、このフレイルの先にはたいへん高い確率で「寝たきり状態」が待ち受けているというわけです。

ですから、こうした悪い流れを招かないためにも、わたしたちはできるだけ安静を避け、日々体を動かす道を選ばなくてはなりません。

そして、そのためにも腎臓リハビリにしっかり取り組んで運動を行なうようにしていくべきなのです。

適度な運動を継続すると、腎臓の「タコ足細胞」を守ることができる

ここで、運動によって腎機能が改善するメカニズムについて説明しておきましょう。

腎臓の糸球体は、濾過機能を担う毛細血管の塊です。それらの毛細血管の表面には**「タコ足細胞」**と呼ばれるたくさんの細胞が貼りつくように存在しています。

このタコ足細胞は、名前の通り足を伸ばしたタコのようなかたちをしていて、濾過のための「細かいふるい」のような役割を果たしています。このふるいをかけることで、体に必要なたんぱく質などを血液中にとどめ、

体に不要な老廃物や余分な水分などを通過させて濾過するしくみになっているわけです。

ところが、慢性腎臓病が進んで、高血圧や高血糖が続くと「糸球体入り口の血管（輸入細動脈）」に過剰な圧がかかり、同時に糸球体の毛細血管にも負担がかかってタコ足細胞が剝がれ落ちてしまいます。すると、「細かいふるい」の役割をしていたタコ足細胞が剝がれ、本来濾過されるべきたんぱく質が漏れ出てしまうようになるのです。すなわち、こうした濾過機能低下により、尿中にたんぱく質が流れ出した結果、発生するのが**「たんぱく尿」**です。

ただ、大切なのはここから。**適度な運動を継続していると、「糸球体出口の血管（輸出細動脈）」が広がって、糸球体の毛細血管にかかる圧が下がり、タコ足細胞が剝がれにくくなる**のです。しかも、運動をすると、タコ足細胞が長持ちするようになることも分かっています。つまり、「細かいふるる

タコ足細胞のメカニズム

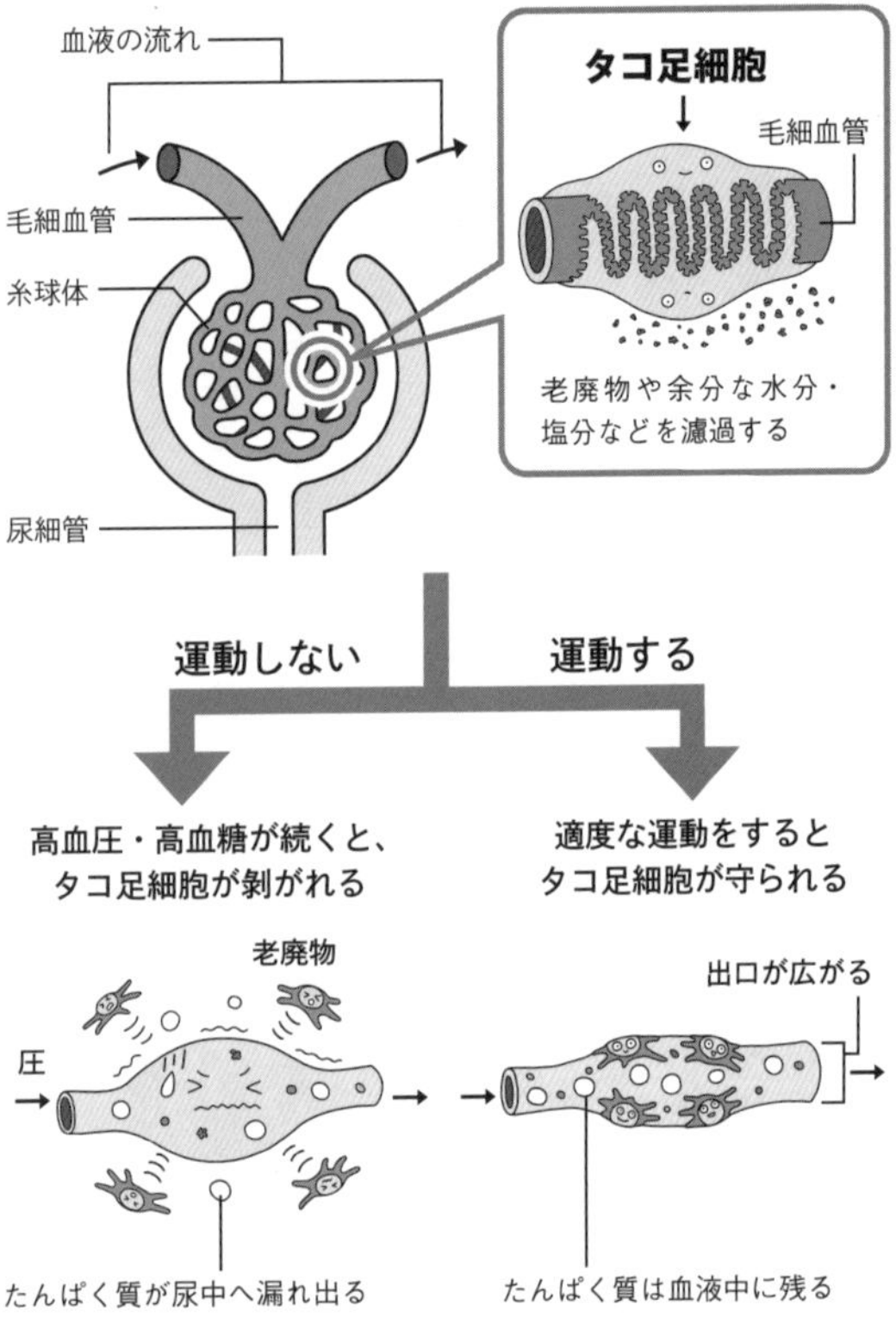

適度な運動をすると、腎臓の毛細血管の圧が下がり、「ふるい」役のタコ足細胞が守られることになる。

い」役のタコ足細胞がしっかり維持されることで糸球体の濾過機能が保たれ、腎機能の維持・改善へとつながっていくわけです。

▼運動で一酸化窒素が増えると血圧が下がる

それと、適度な運動で筋肉や心臓を巡る血液が増えると、血液が勢いよく流れ、その刺激を受けて血管内細胞において一酸化窒素（NO）という物質がさかんにつくられるようになります。**この一酸化窒素には血管を広げて血圧を下げる作用があるため、糸球体の血管も広がって圧が下がるようになる**のです。この作用も腎機能の維持・改善に好影響をもたらしていると考えられています。

また、一酸化窒素が増えると腎臓の血管だけでなく全身の血管も広がって血圧が下がるため、高血圧や動脈硬化を予防するのにも大きな効果が期待できます。

さらに、**適度な運動を習慣にしていると、「SOD」という「活性酸素を無害化する物質」の働きがよくなる**ことも分かっています。活性酸素が増えすぎると血管が傷ついたり血流が妨げられたりするようになり、腎臓の血管にも少なからず悪影響がもたらされるので、SODの作用も腎臓を守るのに相当プラスに働くはずです。

このように、**運動を継続していると、「タコ足細胞の維持」「一酸化窒素による血管拡張」「SODによる活性酸素無害化」といった効果が複合的に働いて、腎臓の濾過機能が維持されたり回復したりする**ことへとつながっていくわけです。

みなさん、運動がどうして腎臓を守ることにつながるのか、そのメカニズムがお分かりいただけたでしょうか。

運動をすると、高血圧、糖尿病、リン過剰を防ぐことができる

前の章で述べたように、高血圧、糖尿病、リン過剰は、腎機能の低下につながる「3大要因」です。

そして、**腎臓リハビリの運動療法のすごいところは、これら3大要因の進行をすべて防ぐことができる点。**すなわち、慢性腎臓病を悪化させる原疾患要因を取り除いたり軽減させたりすることができるわけですね。

そもそも、高血圧や糖尿病の治療にはもともと運動療法が不可欠だとされています。みなさんの中にもお医者さんから「適度に体を動かさないとダメですよ」と注意された経験のある方がいらっしゃるかもしれません。

簡単に説明しておくと、**高血圧の場合、適度な運動を行なうと、交感神経の興奮が抑えられ、血管が拡張して血管への抵抗が弱まります。**

また、血圧を上げるホルモンのノルエピネフリンの分泌が減少し、代わって血圧を下げるいくつかのホルモンの分泌が増すようになります。さらに、前の項目で紹介した一酸化窒素もさかんにつくられ、血管を広げて血圧を下げるように働きます。こういったもろもろの作用が働いて、高血圧が改善へとシフトしていくのです。

一方、**糖尿病の場合は、適度な運動を行なうと、筋肉への血流が増えてブドウ糖がどんどん細胞へ取り込まれるようになり、血液中のブドウ糖が減って血糖値が下がるようになります。**

また、インスリンもよく効くようになり、細胞の糖の取り込みが進んで血糖値が下がりやすくなります。言わば、運動によって「糖を消費しやすい体質」になり、糖尿病が改善へと向かうことになるわけです。

それと、体内におけるリンの過剰を改善するのにも、じつは適度な運動をするほうがいいのです。

そもそも、わたしたちの体の中のリンの多くは骨の主成分として骨中にストックされています。ところが、運動不足の状態が長期間続くと、骨の中のリンが血液中へ溶け出してしまうようになるのです。すると、血液中のリン濃度が上がって、排泄担当の腎臓にもリンの悪影響が降りかかることになります。

そして、そうした「骨からのリンの流出」を防ぐには、やはり普段から運動をしなくてはならない。もともと骨という組織は、運動や荷重などの刺激を受けると、それに負けないようにリンやカルシウムを蓄えるようにできています。

だから、**運動をして刺激を与え続けていれば、骨からのリン流出を防いで、体内でリンが過剰になるのを抑えることができる**わけです。

このように、**腎機能低下を招く3大要因を防ぐという点で、運動はまさに〝万能薬〟のようなオールマイティーの働きをする**のです。

高血圧や糖尿病、リン過剰の問題は、どちらかというと食事面での改善のほうが注目されがちなのですが、じつは適度な運動習慣が非常に重要であり、その点を改善していくと、慢性腎臓病に対してとても大きなプラス作用がもたらされることになるわけです。

腎臓リハビリの運動療法は、こうしたプラス作用を最大限に引き出せるように工夫したプログラムとなっています。ぜひみなさんも次項からのやり方を参考にプラス作用を引き出して、慢性腎臓病を撃退していくようにしてください。

●腎臓リハビリは、3つの運動の相乗効果で腎機能を改善する最強メソッド

腎臓リハビリの運動療法は、次の3つの柱で構成されています。

①上月流腎臓体操
②らくらく筋トレ
③腎活性ウォーク

これらの柱の特徴をおおまかに説明しておくと、

①「上月流腎臓体操」は、簡単にできるウォーミングアップです。筋肉

や関節をほぐし、体を温めて、運動するためのコンディションを整えます。

ですから、②の「らくらく筋トレ」や③の「腎活性ウォーク」の前にこの体操を行なうのを習慣にするといいでしょう。

②**「らくらく筋トレ」は、筋肉量を増やしたり筋力をつけたりするためのプログラム**です。腎臓病の人が元気に動くためには、筋肉に負荷をかけて刺激を送る運動が不可欠。「筋トレ」というと、どうしても「つらい」「苦しい」というイメージがあって敬遠しがちな人が多いですが、ここでの筋トレメニューは安全に効率よく筋肉を鍛えられるように工夫されています。

さらに、腎臓リハビリには有酸素運動も欠かせません。

③**「腎活性ウォーク」では、1週間に150〜180分歩くことによって、全身の血行をよくし、血管の柔軟性を高めて、腎臓を守る力を総合的に高めていきます。**とりわけ、このウォーキングは、腎臓リハビリの「目玉」と言ってもいい大切な運動療法なので、第3章でじっくり紹介してい

運動療法の3本柱で改善力がアップ!

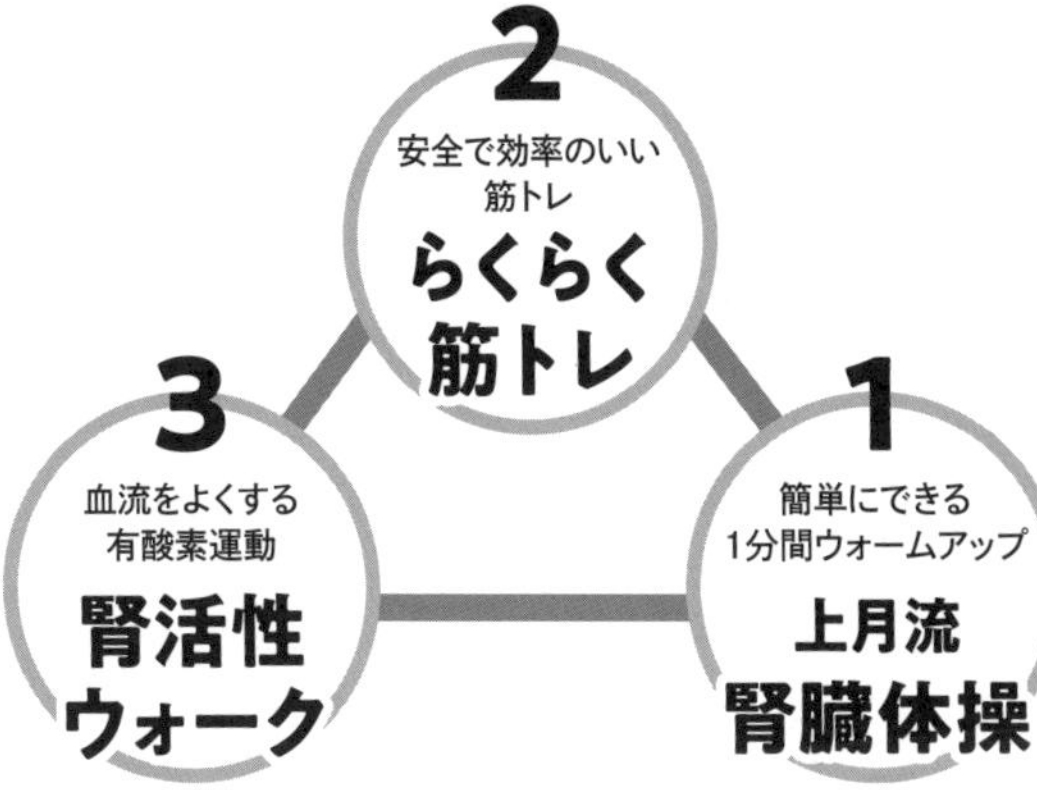

くことにします。

なお、**これら3つの運動は、3つを並行して行なうことで相乗効果が発揮されるように考案されています。**ですから、どれかひとつだけを続けて行なうのではなく、「らくらく筋トレ」と「腎活性ウォーク」を1日おきに行なうなど、3つの運動をうまく組み合わせて実践していくようにしてください。

▼「ややつらい」の一歩手前をキープするのが基本

なお、腎臓リハビリの運動療法を行なう際の約束事をいくつか述べておきましょう。

まず、「上月流腎臓体操」と「らくらく筋トレ」を行なうときの合言葉は次の**「ひなまつり」**です。

「ひ」…広い範囲に関節を動かし、大きな動作で行なう
「な」…長く行なう（ひとつの動きに10～15秒）
「ま」…マイペースで行なう
「つ」…「ツー」と声に出して、息を止めずに行なう
「り」…リラックスしてゆっくり行なう

これらのうち、「つ」だけ補足説明をしておくと、「ツー」と声に出すのは、筋肉に力を込めたときなどに力んで息を止めないためです。息を止めた状態で力むと血圧が上昇してしまうので、運動中は常に息を止めないようにしてください。運動中、力を込めるときは口をすぼめて「ツー」と声に出して息を吐くようにし、力をゆるめて息を吸うときには鼻から吸うように心がけましょう。

それと、**運動の強度は「ややつらい」の一歩手前くらいのレベルを基本にしてください。息切れするかしないかというギリギリのラインを目安にするといいでしょう。**

運動というものは、すいすいこなせるような低い強度では長時間やっても効果を上げることができません。効果を上げるには、自分が安全に行なえる範囲で「ややつらい」と感じるくらいの負荷をかけていく必要があるのです。

また、運動に慣れてラクにこなせるようになってきたら、少しずつ強度や負荷を上げるようにしてください。最近の論文では、**慢性腎臓病の人は、自分に適した強度の範囲内で強度高めの運動をするほうが心筋梗塞や脳卒中のリスクが低くなる**ことが明らかになっています。

これは「上を目指せる人は、なるべく上を目指したほうがいい」ということ。あくまで「息切れしないくらいの範囲」「自分が安全にできる範囲」で行なうことが大前提ですが、その範囲内でより強度の高い運動をするほうが、腎臓を守る効果をたくさん引き出すことができるのです。

ですから、みなさんもこういった点を頭に入れつつ腎臓リハビリの運動をスタートするようにしてみてください。日々3つの運動をバランスよく行なって、自分ができ得る範囲内で最大級の効果を引き出していくようにしましょう。

腎臓リハビリ運動療法・1つめの柱

「上月流腎臓体操」でしっかりウォームアップ！

「上月流腎臓体操」は、4つの簡単なストレッチから成るウォーミングアップ・プログラムです。

高齢になると、筋肉や関節がこり固まって動きが悪くなる人が少なくありません。**これから紹介する4メニューは、足、腰、背中、肩などの筋肉や関節を効率よくほぐして動きをよくするよう考案されています。**

筋トレやウォーキングを行なう前のウォームアップとして行なうのはもちろんですが、体がこったときや体が重いときなどに、気軽に行なうようにしてみてください。

上月流腎臓体操　メニュー①

かかとの上げ下ろし

ふくらはぎは「第二の心臓」と呼ばれるように、全身の血行循環のポイントとなっている部位です。

この「かかとの上げ下ろし」は、簡単ではあるもののたいへん効果の高いウォームアップ・メニューです。ふくらはぎの伸縮を意識しながら、呼吸と連動させるようにゆっくり上げ下ろしをするのがコツ。ポンプ作業が働いて全身の血行が促され、全身が温まってくることでしょう。

- 上げ下ろしを5〜10回繰り返して1セット
- 1日2〜3セット

←動画でチェック

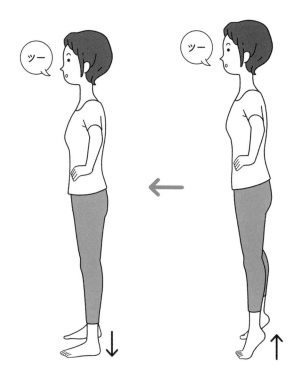

❶足を肩幅に開いて立ち、両手を腰に当てる

❷5秒かけてゆっくりかかとを上げる

❸5秒かけてゆっくりかかとを下ろす

上月流腎臓体操　メニュー②

ばんざい

肩の関節を大きく動かして両腕を高く上げ、背中の筋肉や肩の筋肉を伸ばしていきます。これにより、背すじがまっすぐ伸び、上半身の筋肉をほぐして血行をよくすることができるのです。

とくに高齢者には腕が上がりにくくなっている人や肩関節の可動域が狭くなっている人が多いため、この体操をじっくり行なってください。肩こりやねこ背の解消にもおすすめです。

・3回繰り返して1セット

・1日2～3セット

←動画でチェック

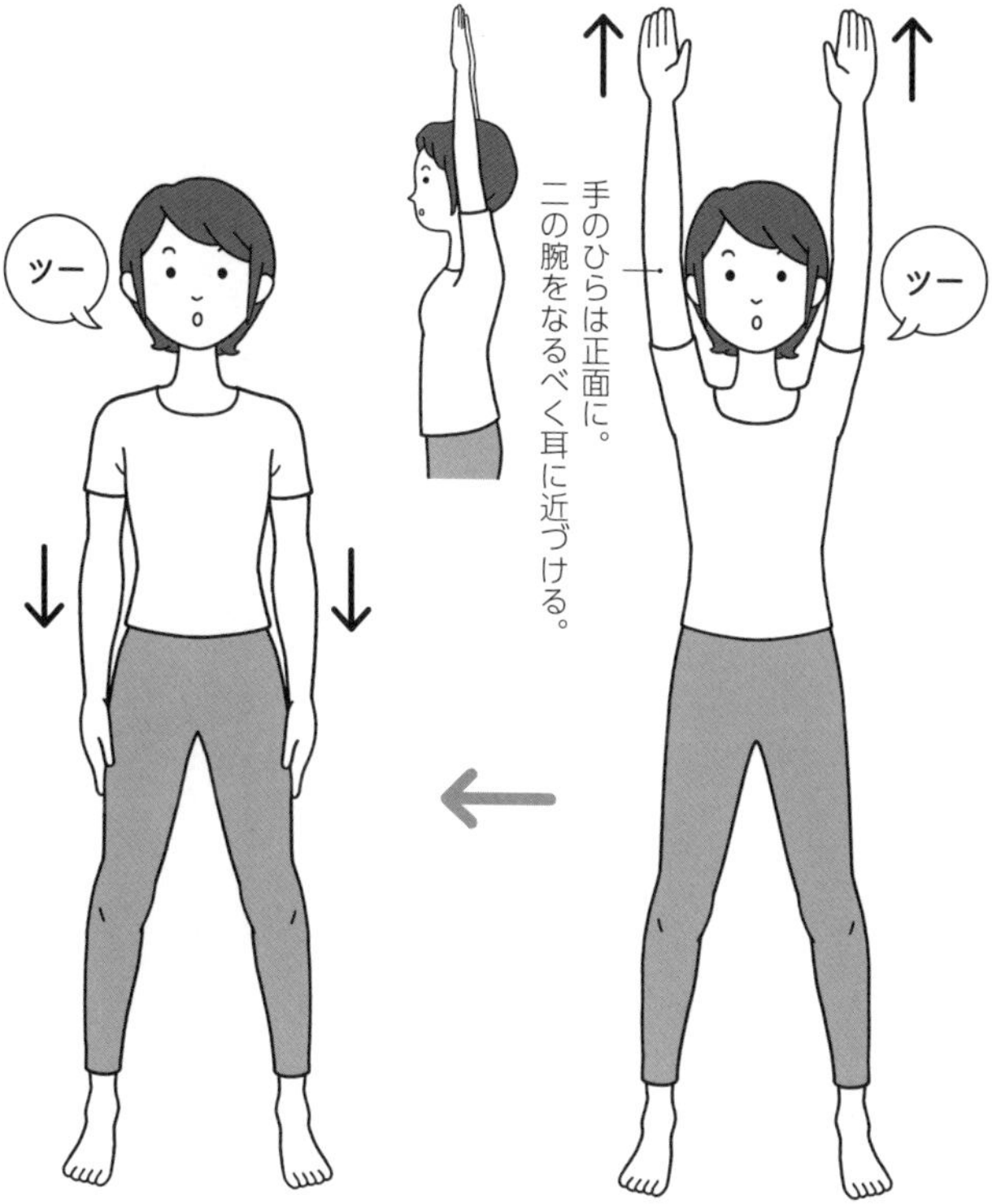

❶肩幅に足を開いて立ち、5秒かけて前方から両腕をゆっくり上げる

❷腕を両耳に近づけるように伸ばす

❸5秒かけてゆっくり腕を下ろす

足上げ

足腰の安定は、すべての運動の基本。このメニューでは、片足立ちの状態で太ももやお尻の大きな筋肉を動かしていくことによって、安定した強い足腰をつくっていきます。

また、股関節やひざ関節の動きもスムーズになるため、下半身の動きを総合的によくすることにつながります。ひざや股関節に不調をお持ちの方は、とくにこのメニューを念入りに行なってください。

・左右3回ずつ繰り返して1セット

・1日2～3セット

←動画でチェック

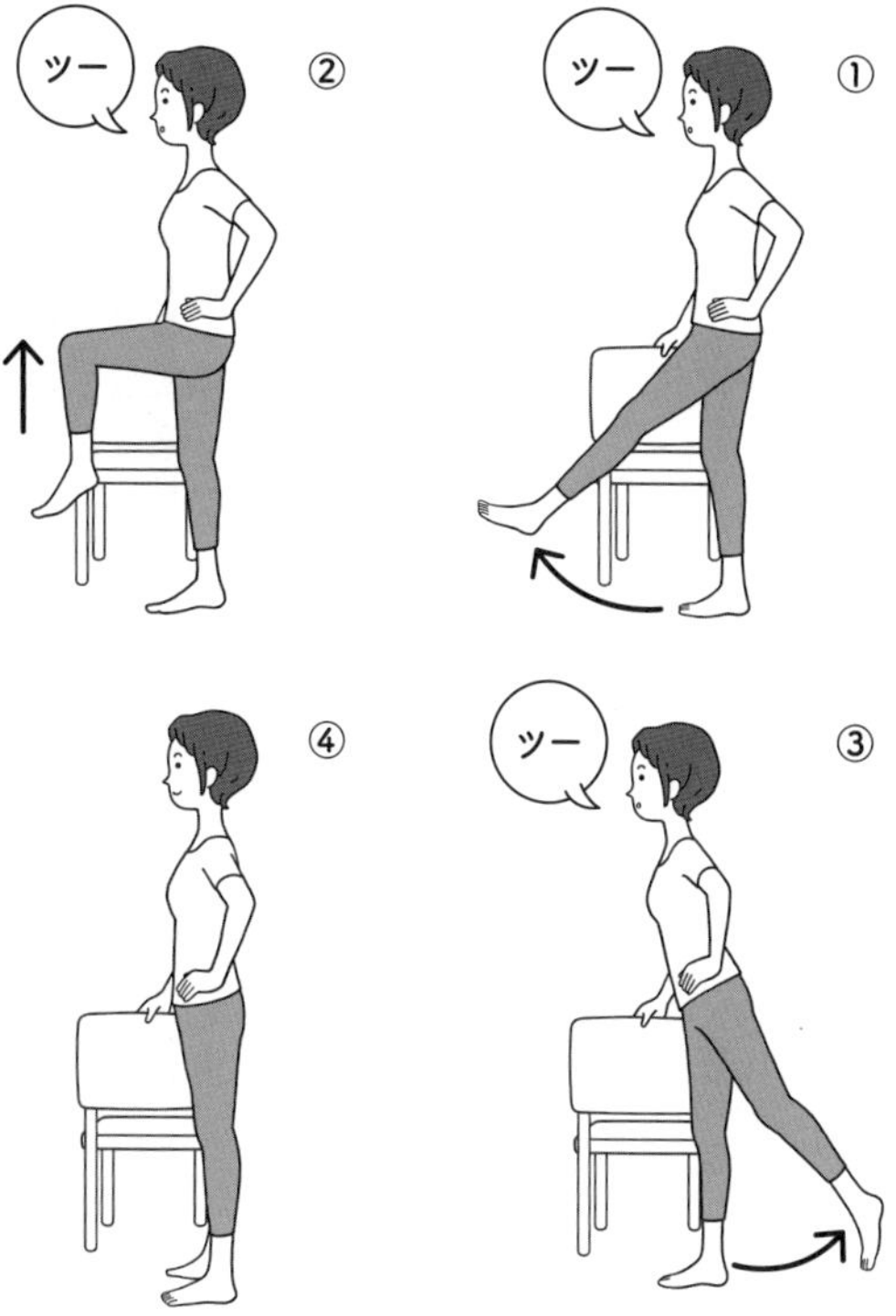

❶イスにつかまって、足をゆっくり前へ振り上げる

❷ひざをゆっくり曲げて、太ももを上げる

❸足をゆっくり下ろし、後ろへ振り上げる

❹元の姿勢に戻る

※反対の足も同様に行なう

上月流腎臓体操　メニュー④

中腰までのスクワット

スクワットは体幹、お尻、太もも、ふくらはぎなどの筋肉をトータルで効率よく鍛えることができるため、丈夫な下半身をつくるのにたいへん好都合なメニューです。

中腰までのスクワットが物足りない人は、深めに腰を落としても構いません。一方、ひざや腰に痛みがある人は無理は禁物。腰やひざに不安がある場合は、このメニューは省略してもいいでしょう。

・3回繰り返して1セット

・1日2〜3セット

←動画でチェック

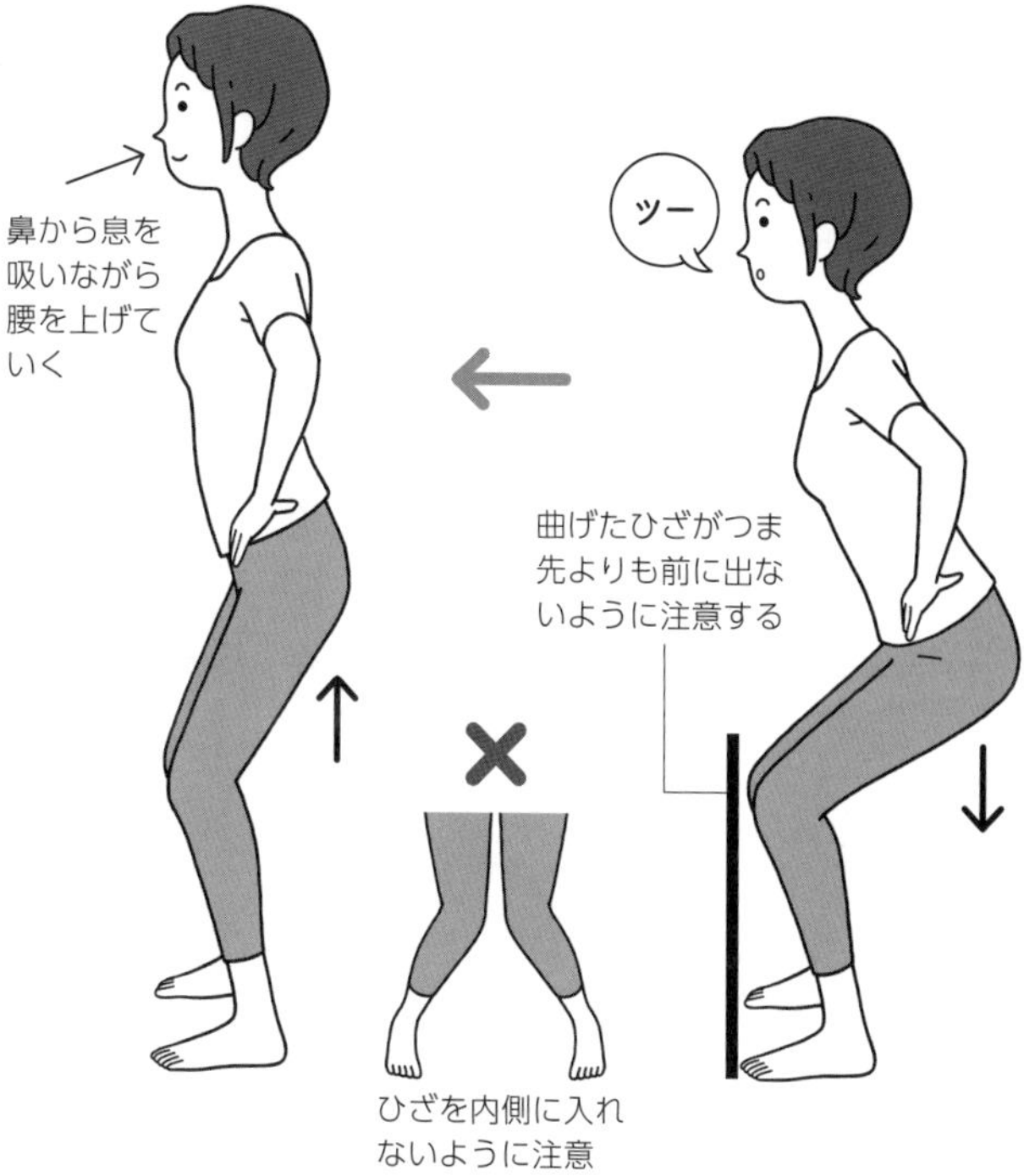
鼻から息を
吸いながら
腰を上げて
いく
ツー
曲げたひざがつま
先よりも前に出な
いように注意する
ひざを内側に入れ
ないように注意

❶両手に腰を当てて立ち、中腰になるまで5秒かけてゆっくり腰を落とす

❷5秒かけてゆっくり腰を上げる

腎臓リハビリ運動療法・2つめの柱

「らくらく筋トレ」で筋肉の衰えにストップをかける！

先にも述べたように、高齢になると、普段から体を動かしていないと筋肉がみるみる衰えてしまうようになります。

とりわけ慢性腎臓病の患者さんは、運動不足によって筋肉量を低下させてしまいやすい傾向があり、転倒骨折や寝たきりを防ぐためにも筋肉の衰えに注意していかなくてはなりません。

そこで、ぜひ習慣にしていただきたいのが腎臓リハビリの「らくらく筋トレ」です。

「らくらく筋トレ」は、安全に効率よく筋肉を鍛えることのできるプログ

ラム。少ない力でも大きなトレーニング効果を上げられるよう工夫されていて、筋肉の衰えを防ぐのはもちろん、筋肉量を維持したりアップしたりすることができます。

筋力がつくと、体力が向上したり、疲れにくくなったり、姿勢がよくなったり、速いスピードで歩けるようになったりと、さまざまな健康効果がもたらされるようになります。きっと、日常の生活でも体が軽く感じられるようになり、仕事や家事などのちょっとした動作もスムーズになることでしょう。

なお、これから紹介する5つのメニューでは「ストレッチバンド」を使った筋力トレーニングもあります。ストレッチバンド体操は、顔の位置を動かさず、背中をまっすぐにキープしながら、ゆっくり伸ばし、ゆっくり戻していくのが基本です。バンドの端を指の根元に巻きつけて、しっかりつかんだうえで行なうようにしましょう。

らくらく筋トレ　メニュー①

壁腕立て伏せ

筋トレが苦手な女性でも、壁に向かって立って行なう腕立てであれば問題なくできるはずです。

このメニューでは、腕、胸、肩などの上半身の筋肉を鍛えることができます。実践の際は、頭からかかとまでの体のラインをまっすぐにキープしたまま腕立てを行なうのがコツ。両足のかかとが床から離れないように気をつけながら、呼吸の出し入れに合わせてゆっくり行なうようにしてみてください。

・5回繰り返して1セット

・1日2～3セット

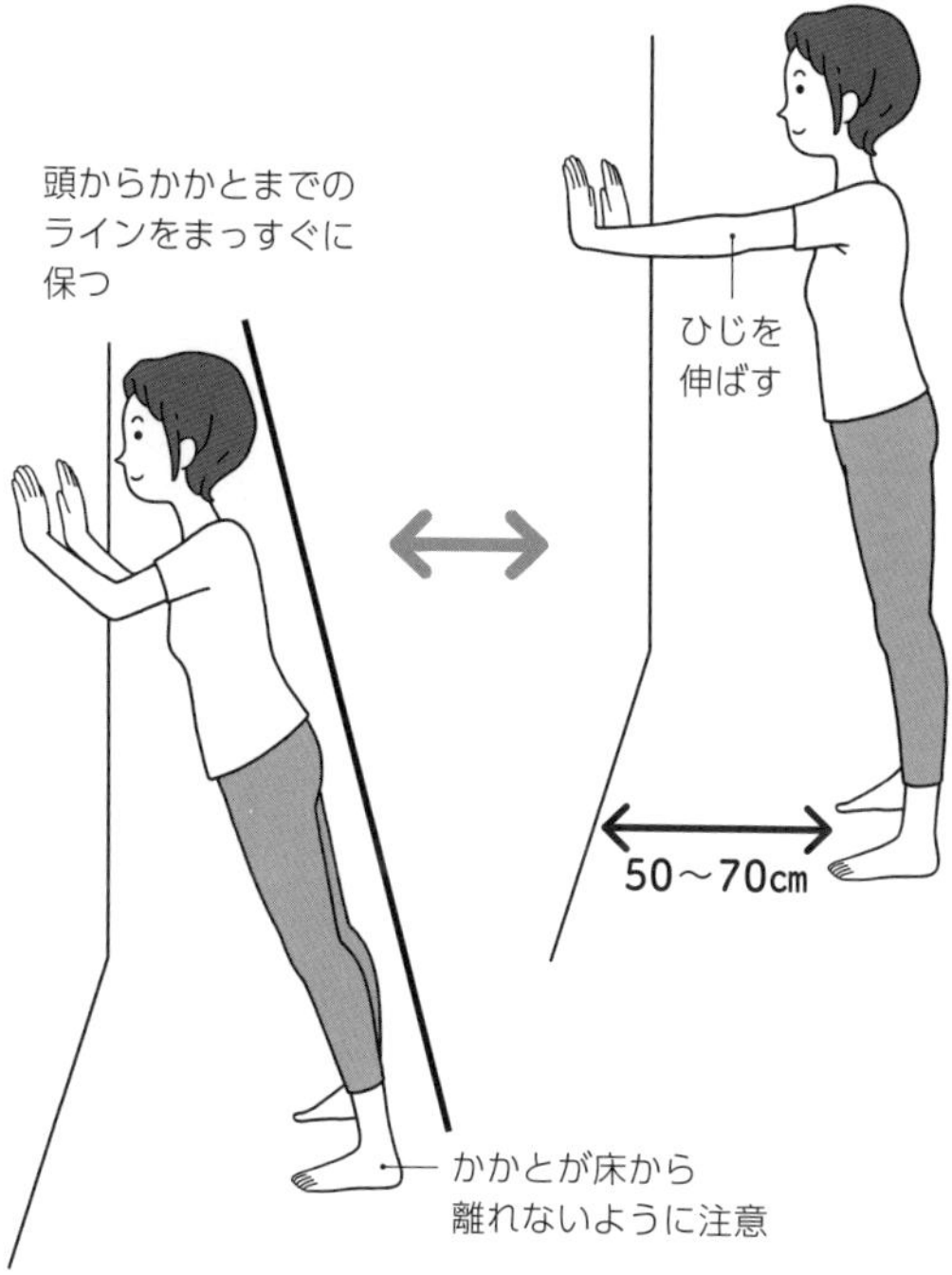
頭からかかとまでの
ラインをまっすぐに
保つ
ひじを
伸ばす
50～70㎝
かかとが床から
離れないように注意

❶肩幅に足を開いて立ち、壁から50～70cm離れて手のひらをつく

❷鼻から息を吸いながら、5秒かけて両ひじを曲げる

❸「ツー」と言って口から息を吐きながら、5秒かけて腕を伸ばす

らくらく筋トレ　メニュー②

バックブリッジ

腹筋や背筋など体幹の筋肉がついて安定すると、姿勢が定まり、歩行をはじめとしたさまざまな動作をスムーズに行なえるようになります。

この「バックブリッジ」は体幹の筋肉をつけるのにうってつけのメニューで、歩行に必要なお尻の筋肉も鍛えることができます。続けていれば、おなかに力がはいり、背すじが伸びて姿勢も安定し、速いスピードで颯爽《さっそう》と歩けるようになるでしょう。

・3回繰り返して1セット

・1日2～3セット

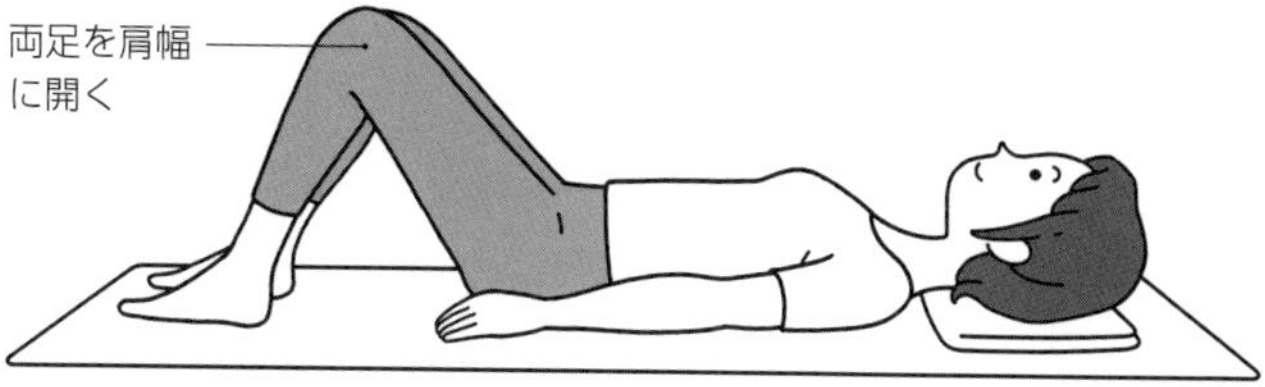

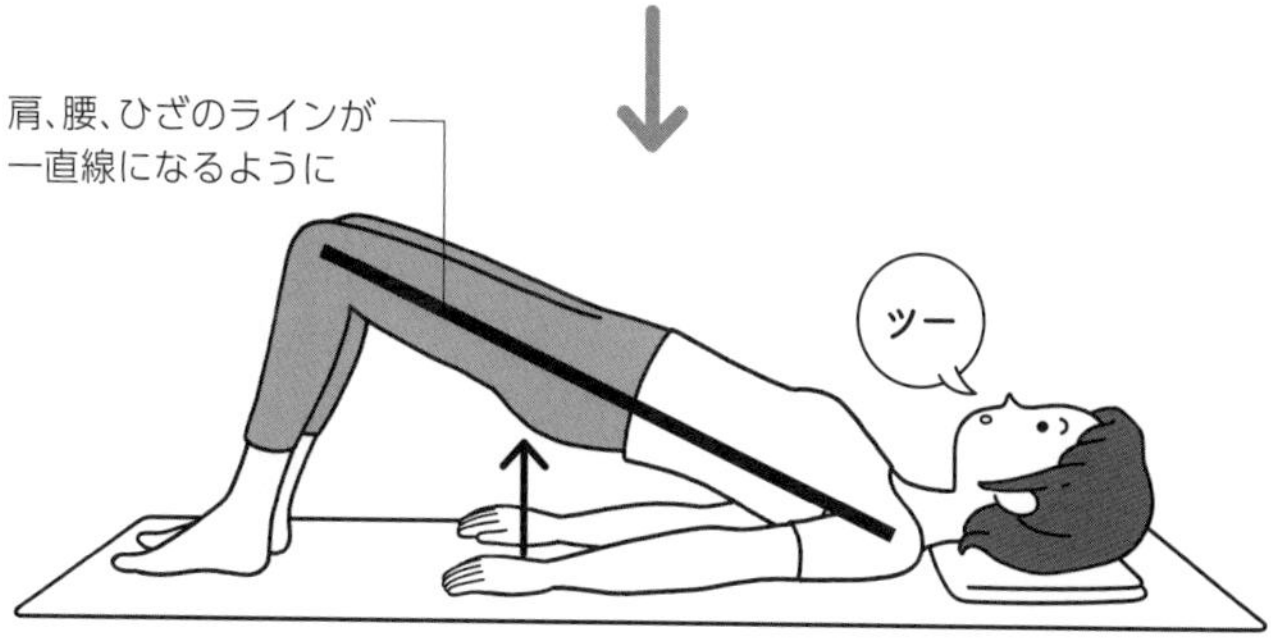
肩、腰、ひざのラインが
一直線になるように
ツー

❶仰向けになり、両足を肩幅に開いて、ひざを立てる

❷5秒かけてゆっくりとお尻を持ち上げて、その姿勢のまま10秒キープする

❸5秒かけてゆっくりとお尻を下ろし、①の姿勢に戻す

らくらく筋トレ　メニュー③

レッグレイズ

おなかやお尻、太ももには、太い筋肉が集中しています。「レッグレイズ」はこうした下半身の太い筋肉を効率的に鍛えることのできるメニューです。

しかもこのメニューは、歩行の際、足を持ち上げるのに欠かせない働きをするインナーマッスル「大腰筋」を刺激することも可能です。ぜひ意識的に行なって、「下半身の力」「歩き続ける力」を強化していくようにしてください。

・5回繰り返して1セット

・1日2〜3セット

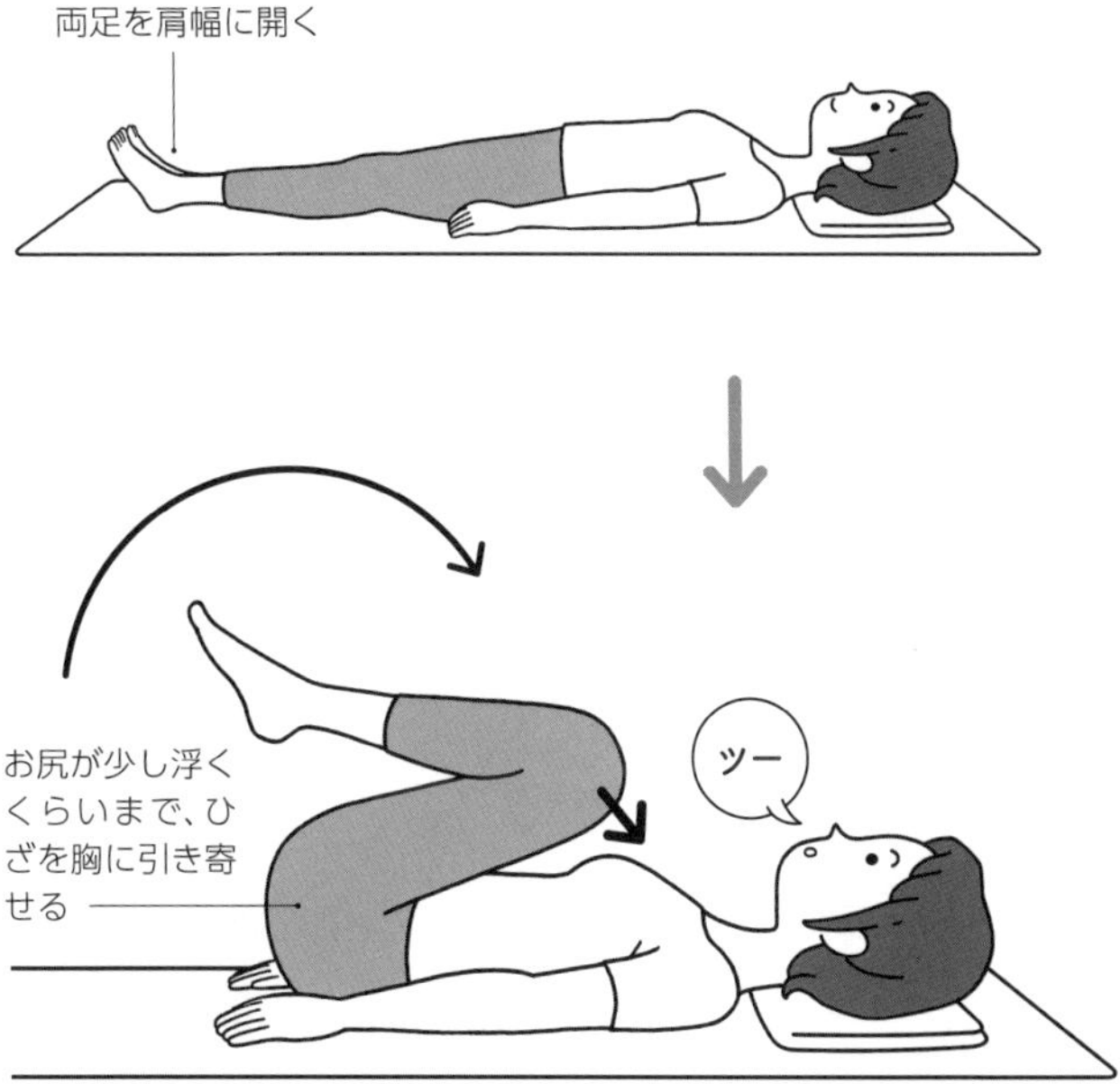
両足を肩幅に開く
お尻が少し浮く
くらいまで、ひ
ざを胸に引き寄
せる
ツー

❶仰向けになり、両足を肩幅に開く

❷5秒かけてゆっくりと両ひざを曲げ、お尻が少し浮くまでひざを胸へ引き寄せる

❸5秒かけてゆっくりと両ひざを伸ばし、足を床につけずにキープ。その後、足を下ろす

らくらく筋トレ　メニュー④

上半身のストレッチバンド体操

ストレッチバンドを用いると、ゴムの弾力や伸縮力を利用して効率のいい筋力トレーニングを行なうことができます。このメニュー④は、腕、胸、背中など、上半身の筋肉を総合的に鍛えることのできるストレッチバンド体操です。

行なう際は、顔の位置を動かさず、背中をまっすぐキープしたまま、上体全体の力でゆっくりバンドを引き上げ、ゆっくり元に戻すようにしてください。

- 5回繰り返して1セット
- 1日2～3セット

←動画でチェック

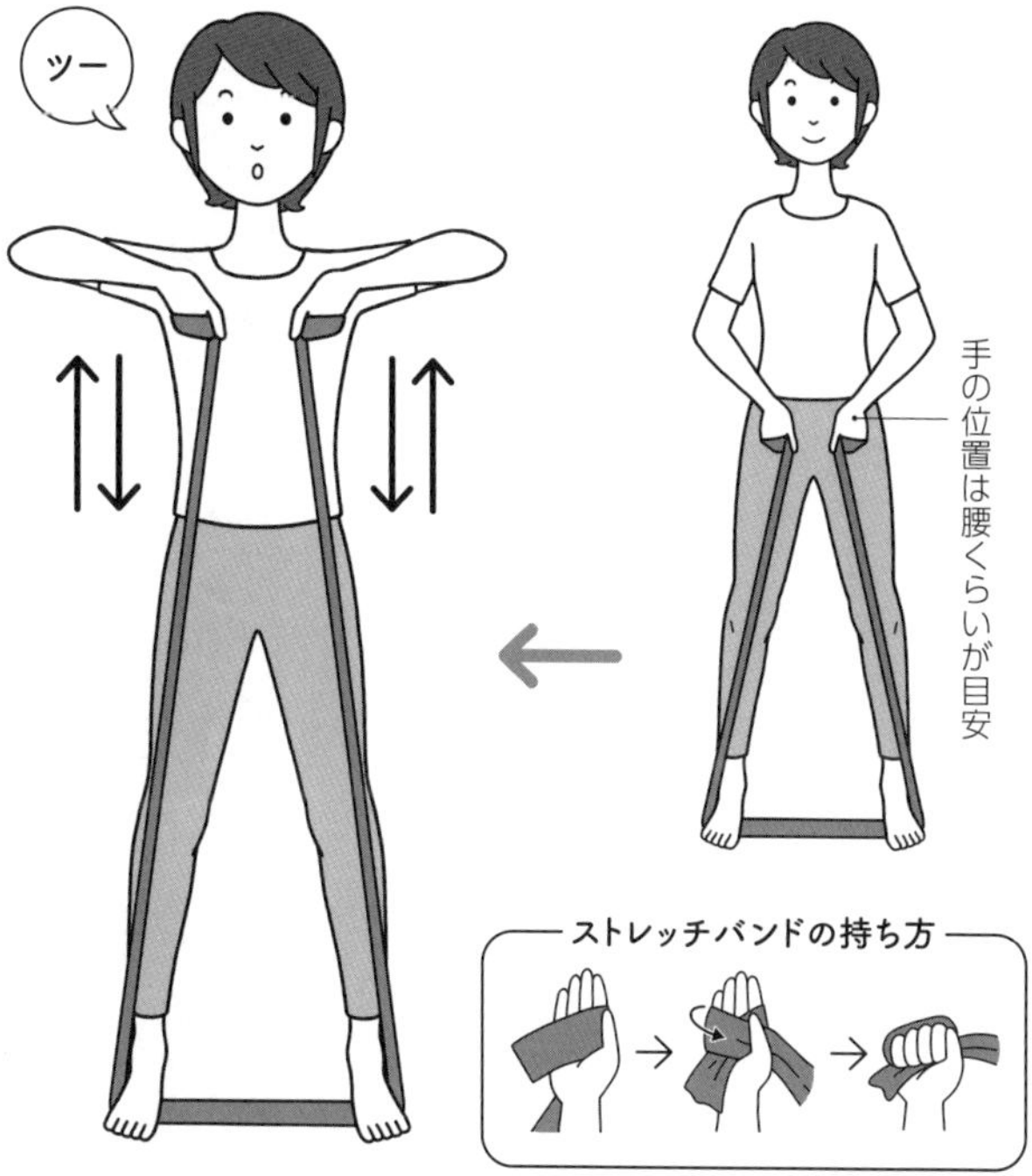
ツー
手の位置は腰くらいが目安
ストレッチバンドの持ち方

❶足を肩幅に広げ、両足にバンドをひっかけ、両手で持つ

❷「ツー」と言って息を吐きながら5秒かけてゆっくりバンドを引き上げる。いったん息を吸い、その後、「ツー」と言って息を吐きながら、5秒かけてゆっくり戻す

※ストレッチバンドは、ゴムの伸縮性を活用して筋力アップを目指すトレーニンググッズです。スポーツショップや通販等で購入することができます。

らくらく筋トレ　メニュー⑤

下半身のストレッチバンド体操

お尻や太ももなどの下半身をトータルで鍛えることのできるストレッチバンド体操です。

足を後ろへ伸ばす際は、反動をつけたり勢いをつけたりせず、ゆっくり後方へ伸ばし、ゆっくり元に戻すほうが筋肉を効率よく刺激できます。

日々行なっていれば、下半身が強化されて安定してくるはず。また、締まったお尻やスラッとした足をつくるのにも役立つことでしょう。

- 左右5～10回繰り返して1セット
- 1日2～3セット

←動画でチェック

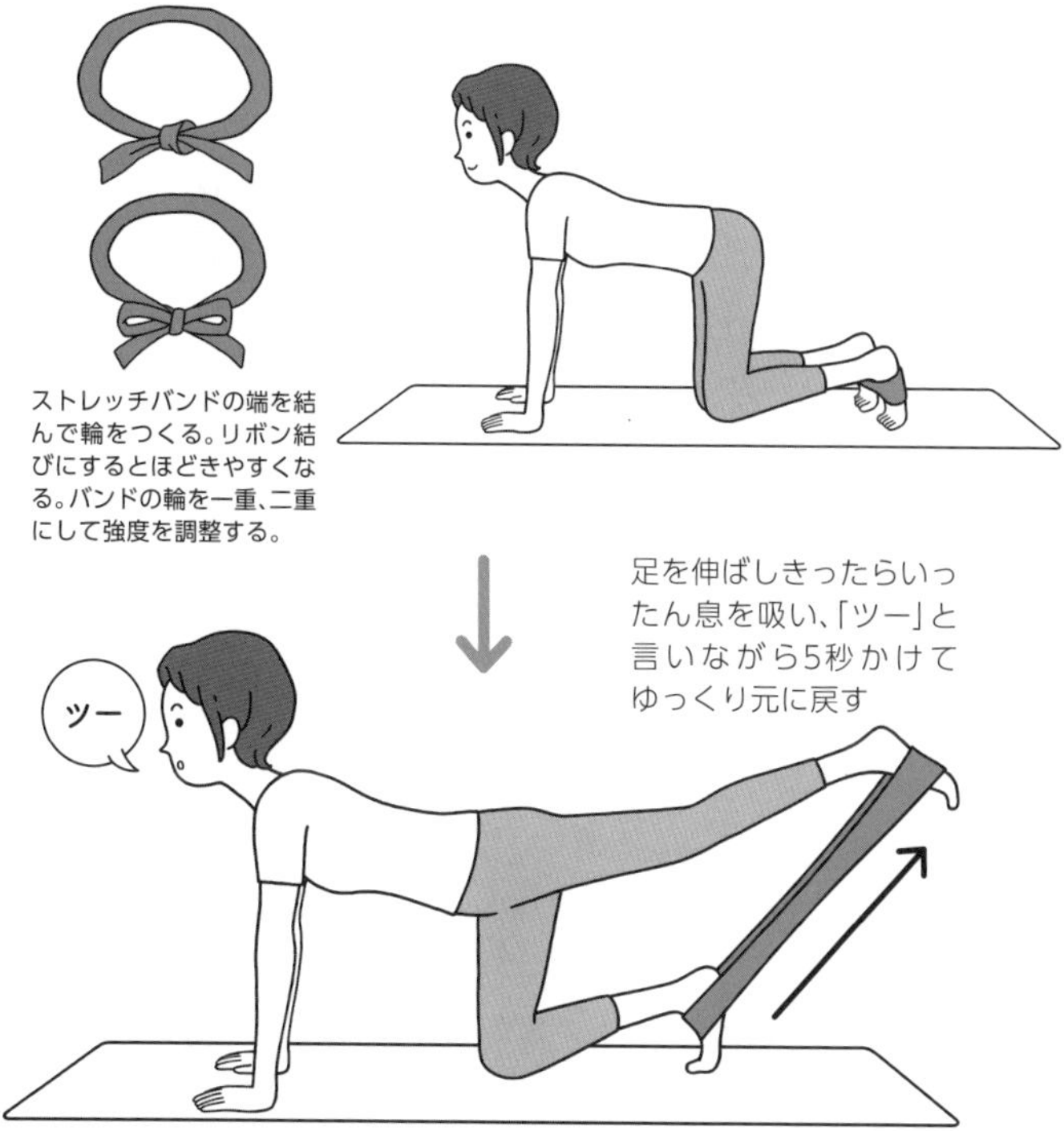

ストレッチバンドの端を結んで輪をつくる。リボン結びにするとほどきやすくなる。バンドの輪を一重、二重にして強度を調整する。

❶両足にストレッチバンドをかけて、よつんばいになる

❷「ツー」と言って息を吐きながら、片足を5秒かけてゆっくり後方へ伸ばす

※反対の足も同様に行なう

週3～5回の「腎活性ウォーク」で運動療法の効果が高まる！

「腎活性ウォーク」は、腎臓リハビリ運動療法の「3つの柱」のうちでも、いちばん重要になってくる柱です。

ウォーキング抜きではせっかくの腎臓リハビリが〝骨抜き〟になってしまうようなもの。それくらい大事な位置づけのプログラムなので、「腎活性ウォーク」のもたらす健康効果ややり方、歩く際の注意点などについては、次の第3章をまるまる割いてくわしく述べていくことにしましょう。

そして、この項では、ウォーキングを含めた腎臓リハビリの3つの運動療法をどのように組み合わせて行なっていけばいいのかについて先に説明しておきたいと思います。

先にも触れたように、**腎臓リハビリの効果を引き出していくには、「上月流腎臓体操」「らくらく筋トレ」「腎活性ウォーク」の3つを組み合わせ、うまくスケジューリングしていく必要があります。**そのスケジューリング例（113ページ）を紹介しましょう。

まず、**「上月流腎臓体操」は、日曜日はお休みにするとして、基本的に毎日行なうようにしてください。**

また、**「らくらく筋トレ」は、月水金でも火木土でも構わないので、1日おきに行なっていくといいでしょう。**筋トレにおいては、「超回復」といってトレーニング後に一定の休養期間を設けると、トレーニング前よりも太い筋肉がつくられることが知られています。すなわち、1日おきに行なうほうが、より効率的に筋肉を強化できるのです。

もっとも、筋トレ好きの方の中には、「らくらく筋トレを毎日やりたい」という人もいらっしゃるかもしれません。その場合は、「月曜・上半身」「火曜・体幹」「水曜・下半身」「木曜・上半身」といったように、1日ごとに鍛える部位を変えて行なうようにするといいでしょう。そうすれば「超回復」にも支障はなく、ローテーションをうまく回していくことができるはずです。

さらに、**「腎活性ウォーク」は、週3〜5回で、週のトータル歩行時間150〜180分をクリアできるようにしていくのが目安となります。**ただ、ウォーキングのような屋外運動の場合、雨が続いたり暑い日や寒い日が続いたりして歩けない日も出てきます。それに、体調が悪かったり仕事が忙しかったりしてどうしても歩けない日も出てくるでしょう。

そういう場合は、翌日に多めの時間を歩いたり、その週の歩く回数を増

おすすめの1週間のスケジュール例

月曜	晴れ	腎臓体操 + らくらく筋トレ + 腎活性ウォーク
火曜	晴れ	腎臓体操 + 腎活性ウォーク
水曜	雨	腎臓体操 + らくらく筋トレ
木曜	くもり	腎臓体操 + 腎活性ウォーク
金曜	晴れ	腎臓体操 + らくらく筋トレ + 腎活性ウォーク
土曜	くもり	腎臓体操 + 腎活性ウォーク
日曜	晴れ	お休み

「らくらく筋トレ」は、1日ごとに鍛える部位を変えるのがおすすめ。

やしたりして、フレキシブルに対応しながら週150分〜180分をクリアするようにしてください。

それと、いちばん大事なのは、長く続けていくことです。「意志が弱くて続けられる自信がない」という方も多いかと思いますが、そういう方は運動モチベーションをアップする工夫を凝らしてみてください。ちなみに、巻末付録の「運動記録シート」（254ページ）をつけながら腎臓リハビリの運動療法を行なうと、自分が改善へと向かう過程が数字として把握できるため、日々のモチベーションアップに役立つはずです。

あと、仮にもし途中で挫折したとしても、また再開すれば大丈夫だということを頭に入れておきましょう。たとえ三日坊主になったとしても、その三日坊主を何度も続けていけば問題ないのです。ぜひみなさんもそれくらいの気軽さで取り組んで、末長く腎臓リハビリの運動療法を続けていくようにしてください。

○ 腎臓リハビリによって、人工透析導入を先延ばしにできる！

慢性腎臓病は、進行ステージがG3以降、とくにG4、G5の段階になると、人工透析の導入が検討されるようになります（49ページ参照）。しかし、こうした透析への移行が視野に入ってきたとしても、早々にあきらめてしまうのはもったいないと思います。

なぜなら、腎臓リハビリの運動療法を行なうことによって、人工透析導入を先延ばしにできたという患者さんの例が多数報告されているからです。

それを裏づける研究もあります。たとえば、ステージG3～5の慢性腎臓病の患者さん6000人以上を10年間追跡調査した台湾の研究では、**運動習慣を持つ患者さんのほうが透析や腎移植といった療法への移行率が21％低かった**と報告されています。

また、同研究では、**運動習慣を持つ患者さんのほうが調査期間中の総死亡率が33％も低かった**ことも報告されています（次ページのグラフ参照）。

そして、こうした研究のデータから、運動療法を行なえば、平均2年は

透析を先延ばしにすることも可能

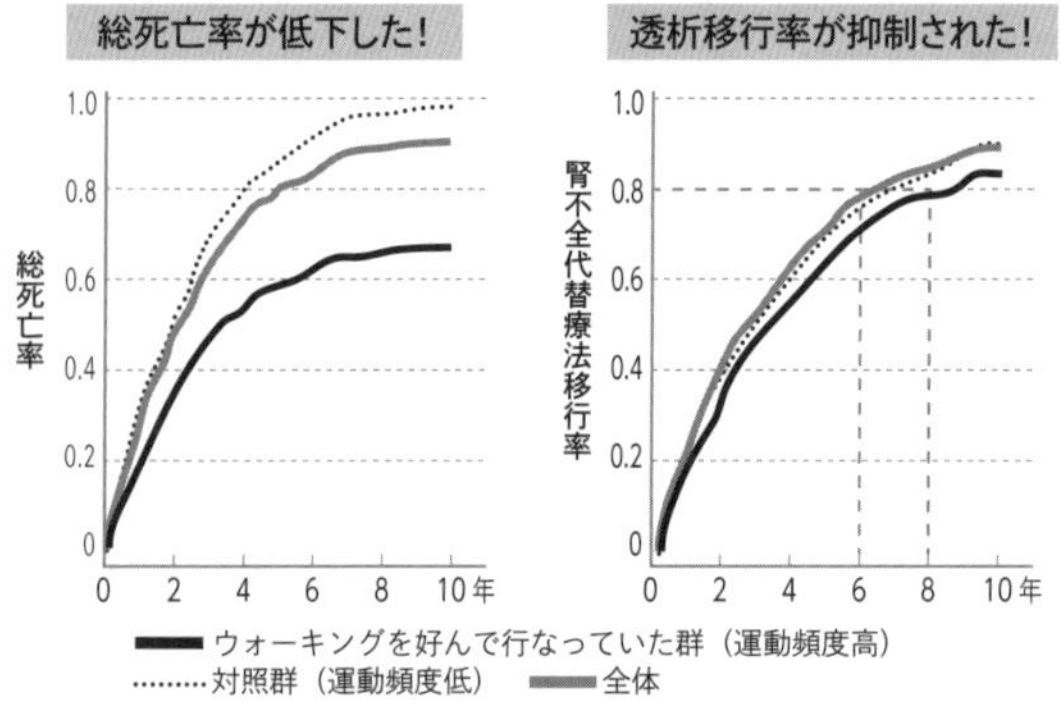

運動習慣のある患者さんは透析導入を先延ばしでき（グラフ右）、総死亡率も低下することが分かった（グラフ左）。

透析導入を先延ばしできる可能性があると考えられるのです。

ただ、これはあくまで「平均」なので、早い段階から腎臓リハビリの運動療法をスタートすれば、腎機能の衰えのスピードを遅くして透析導入を2年以上先延ばしにできる可能性も十分にあります。

ですから、透析が視野に入ってきても、決してあきらめる必要はありません。あきらめたり悲嘆に暮れたりするよりも、まず、しっかり体を動かして透析を先延ばしにする道を追い求めたほうがいいでしょう。腎臓リハビリの運動療法には、そうするだけの価値が十分にあるのです。

腎臓リハビリの運動療法は、「透析中の人」にも有効だった！

前の章でも触れましたが、**腎臓リハビリの運動療法は、人工透析を受けている患者さんにも有効**です。実際に、運動療法を導入して成果を上げている透析施設がたくさんあります。

しかも、２０２２年の春からは、人工透析中の運動療法に診療報酬がつ

くようになりました。その影響もあって、**人工透析に腎臓リハビリの運動療法を取り入れる医療機関がこのところ非常に増えてきているのです。**

それにしても、透析中、いったいどのような運動を行なうのか。もっとも一般的なのは、運動療法の指導士管理のもと、**透析をしている最中ベッドに仰向けになりながら、「エルゴメーター」で足漕ぎ運動をする方法**です。

これまでは、透析中の患者さんは透析器につながれたまま何時間もじっとしていなくてはなりませんでした。それはおそらく、心も塞ぐしストレスのたまる時間だったことでしょう。しかし、エルゴメーターで足を動かして運動することによって気を紛らし、ストレスを発散できるようになったわけです。

また、メリットとしていちばん大きいのは、筋肉に対する刺激です。透析を受けている高齢の患者さんの身体機能は、同年代の人の7割以下に落

透析中の腎臓リハビリの様子

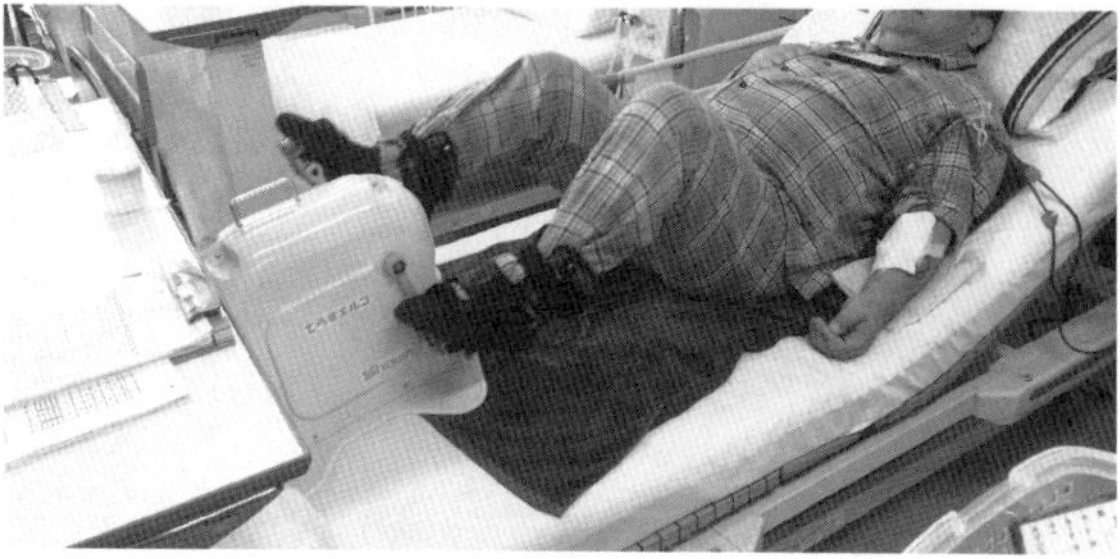

透析中、エルゴメーターで足漕ぎ運動を行なっている患者さん。

ち込んでいるとされています。とくに足腰の太い筋肉は衰えが進みやすく、足の筋肉が細ってしまうとサルコペニア、転倒骨折、体力低下などのトラブルに直結します。そのため、**透析中の足漕ぎ運動は、足腰の筋肉量や体力をキープするのにまさにうってつけ**なのです。

しかも、**透析中に足を動かして運動していると、多くの酸素を取り込むことができ、心臓の機能が高まり、血液循環がよくなって、老廃物を含んだ血液がスピーディーに濾過されるようになります。**すると、透析の効率もいちだんとよくなって、透析中や透析後につきものの疲労やだるさも感じにくくなるのです。

さらに、こうした足漕ぎ運動には、動脈硬化などの血管の老化を防ぐ作用も期待できるため、人工透析患者が見舞われやすい心筋梗塞や脳卒中のリスクを減らすことにもつながるでしょう。

このように、透析中の運動療法は、患者さんにとって「いいことづくし」のようなもの。きっと、患者さんのＱＯＬ（生活の質）も上がるでしょうし、患者さん方は透析治療に対して前向きに臨めるようになっていくのではないでしょうか。

私は、**運動の効果というものは、「体力が弱った人」のほうが出やすい傾向がある**と考えています。

おそらく、人工透析の患者さんは体力が普通よりも落ちた人が多いので、運動の効果がてきめんに現われやすいのでしょう。実際、腎臓リハビリの運動療法を実践された透析の患者さんの中には、以前に比べて10～30歳若返ったんじゃないかと思うくらい前向きで活動的になった方もいらっしゃいます。

とにかく、たとえ透析中であっても、あきらめずに体を動かし続けていれば、ちゃんと体が応えてくれるわけです。この章のはじめで述べた「エクササイズ・イズ・メディスン」「エクササイズ・イズ・ポリピル」の格言通り、運動には人をよりよいほうへ動かし、人の「生」をよみがえらせてくれる大きな力が秘められているのでしょう。

COLUMN

こんな人は要注意！ 腎臓リハビリをすぐに始められない人もいます

腎臓リハビリの運動療法は、患者さんの状態によっては、すぐに始められないケースもあります。

まず、**重度の高血圧で最高血圧が180㎜Hg以上の人は、血圧上昇による心血管病リスクを避ける必要があります。ですから、運動は控えて、クスリや食事で血圧値を下げることを優先してください**。また、糖尿病で空腹時血糖値が250㎎/dℓ以上ある人も、運動療法に取り組む前に血糖値を下げておく必要があります。さらに、ＢＭＩが30以上ある肥満症の人も、関節を痛めたり心臓に負担がかかったりする可能性があるため、減量してから腎臓リハビリを始めるほうがいいでしょう。

それと、同じ腎臓病でも、ネフローゼ症候群や急性腎炎の人、あるいは急激に腎機能が低下している人は、症状が落ち着いてから腎臓リハビリを行なう必要があります。そして、行なう際は、必ず主治医と相談のうえ、運動の種類や強度を決めるようにしてください。

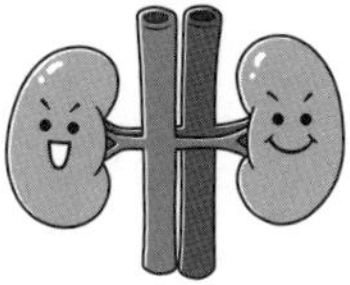

第3章

「腎活性ウォーク」で腎機能がよみがえる！

ウォーキングには、腎機能をよみがえらせる力がある！

先にも述べたように、「腎活性ウォーク」は腎臓リハビリ運動療法のいちばんの柱となるプログラムです。別の言い方をすれば、腎機能を守ったり改善したりする効果がもっとも顕著に表われやすいプログラムだと言っていいでしょう。

実際、「慢性腎臓病の患者さんにウォーキングを行なってもらったところ腎機能が改善した」といった研究は、世界中のさまざまな国で報告されています。

たとえば、イギリスの研究では、慢性腎臓病の患者さんを「通常治療のみの人」と「通常治療＋週3回・1回40分の有酸素運動を行なった人」の2群に分けて12か月間比較調査をしたところ、有酸素運動をプラスした群のほうが明らかにクレアチニンやｅＧＦＲ《イージーエフアール》（推算糸球体濾過量）が改善するという結果が出ました（126ページの上のグラフ参照）。

また、ブラジルでも、肥満症の慢性腎臓病の患者さんを「運動をしないグループ」と「週3回・1回30分のウォーキングマシンによる運動を行なったグループ」の2群に分けて12週間比較した研究が行なわれています。こちらの場合も、運動をしなかったグループの腎機能が低下していたのに対し、運動をしたグループはｅＧＦＲが有意に改善していました（126ページの下のグラフ参照）。

この他にも同様の報告が世界各国の研究機関から続々と出てきていて、**「ウォーキングに腎機能を改善する効果がある」ということが、近年新しい常識となりつつあるのです。**

ウォーキングで腎機能が改善した①

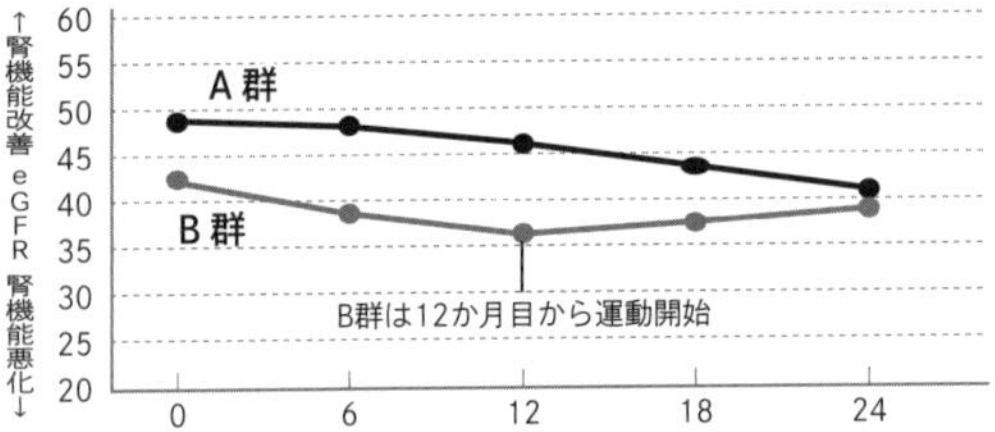

18人の慢性腎臓病の患者さんを、通常の治療のみ（A群）と、有酸素運動と筋トレを取り入れた群（B群）に分けて経過を観察。B群のクレアチニン値が下がり、eGFRが有意に改善するという結果が出た。

(Greenwood SA,Koufaki P.Marcer TH et al.Am J Kidney Dis.2015)

ウォーキングで腎機能が改善した②

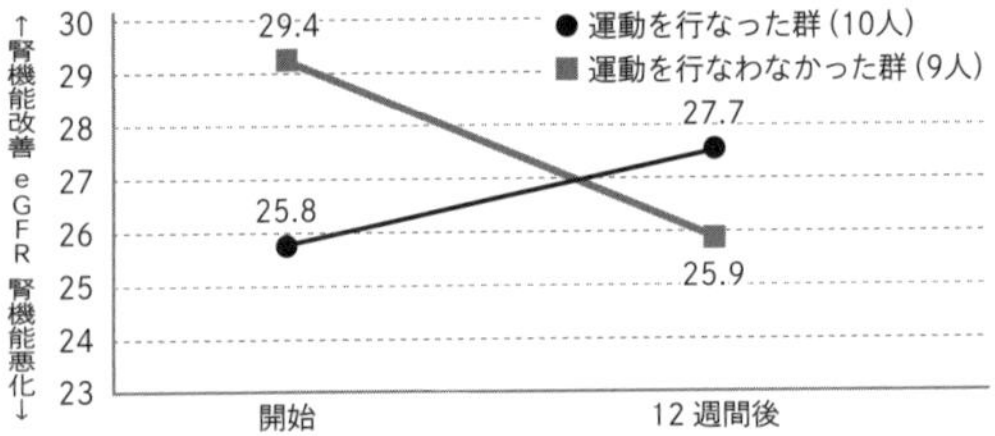

肥満で慢性腎臓病の患者さんを「運動を行なったグループ」と「行なわなかったグループ」の2群に分け、12週間後に比較したところ、運動を行なったグループでeGFRが有意に改善するという結果が出た。

(Baria F.etal.Nephrol Dial Transplant 2014)

こうした研究結果から、「ウォーキングには腎臓をよみがえらせる力がある」と言ってもいいでしょう。

そして、その「よみがえらせる力」を最大限に引き出せるように考案したのが**「腎活性ウォーク」**なのです。この章では、腎活性ウォークの効果の引き出し方をくわしく紹介していきましょう。

腎活性ウォークは、腎臓の血管を守る理想的な運動である

ウォーキングを行なうことで多くの健康効果が得られることは、みなさんよくご存じだろうと思います。

でも、ウォーキングでどうして腎機能を改善する効果が得られるのかをご存じの人は少ないかもしれません。ここで簡単に説明しておきましょう。

先にも述べたように、ウォーキングをはじめとした適度な運動には、血圧や血糖値を下げて高血圧や糖尿病を予防・改善する効果が認められています（79ページ参照）。高血圧や糖尿病は腎機能を悪化させる「原疾患」ですから、まずこれらの原疾患を抑えることが腎臓にとって大きくプラスに働いているのは間違いありません。

ウォーキングによって得られるもっとも大きなメリットは、血管をしなやかにして血流をよくすることだとされています。血管がやわらかくしなやかになると動脈硬化を防ぐことにつながるわけですね。腎臓には全身の血液の20％が流れ込んでいて非常にたくさんの血液や血管が集中していますから、ウォーキングの動脈硬化予防効果は、腎臓にも当然よい影響をもたらすことになるでしょう。

また、**ウォーキングをすると、腎臓の糸球体の出口の血管（輸出細動脈）が広がって、糸球体にかかるプレッシャーがグッと減る**ことになります（74ページ参照）。すなわち、圧が減り、流れがよくなって、多くの血液をスムーズに濾過できるようになっていく。こうした好循環が腎機能改善へとつながっていくわけです。

それと、もうひとつつけ加えておくと、**ウォーキングは活性酸素を減らす**ことにもつながります。

活性酸素は血管をもろくしたり炎症を引き起こしたりして老化を進ませる原因のひとつ。激しい運動を行なうと大量の活性酸素が発生することも知られています。

しかし、ウォーキングのような適度な運動を行なうと、活性酸素の発生を抑える抗酸化酵素が分泌されて、活性酸素発生を低レベルに抑えられることが分かっているのです。この点も腎臓の機能維持にかなりプラスに働いていると考えられます。

つまり、こうした複数の効果が相乗的に働いて、腎臓の血管が守られ、腎臓の濾過機能が守られているわけです。まさにウォーキングは腎機能を守るという点で「理想的な運動」と言っていいのではないでしょうか。

○30〜60分のウォーキングを週3〜5回、1週間に150〜180分歩くのが目安

ところで、ウォーキングで腎臓を守っていくには、いったいどれくらいの時間や歩数を歩けばいいのでしょう。

これに関しては、私たちが行なった研究データがあります。急性心筋梗塞を起こした患者さん41人を対象に「運動量と腎機能の変化」の関係性を調べたのです。その結果、1日に4113歩以上歩いた患者さんは歩数に応じてeGFRの有意な改善が見られました。

ただ、この「4113歩」という数字は、あくまで中央値であり、4113歩以上歩けばいいというわけではありません。最低限これくらいは歩かないと効果は出ないよというラインであり、運動は安全な範囲でなるべくたくさん行なうほうが、より高い効果を上げることにつながるのです。

もっとも、腎臓を守っていくために目安にしてほしいラインはあります。私たちが行なってきた研究などを総合すると、**1回につき30～60分のウォーキングを週3～5回行なって、1週間に150～180分を歩くのが効果を引き出すための目安。**腎活性ウォークで効果を上げるのにも、このラインが基本となります。

ただ、病状や体力、年齢によっては、長い時間を歩くのがつらい方もいらっしゃるかもしれません。そういう方は、無理をすることなく、10分程度の歩行から始めて徐々に時間や回数を増やしていくようにすればＯＫです。

また、体が弱っていて外にウォーキングに出るのがきつい場合は、エアロバイクやエルゴメーターなどの室内でできる有酸素運動機器を用いて体を動かすといいでしょう。先にも紹介したように、腎臓リハビリでは、透析中の患者さんもエルゴメーターを用いた足漕ぎ運動を行なって成果を上げています。

それに、こうした運動機器を用いれば、悪天候の日や酷寒・酷暑の日なども室内で快適に有酸素運動を行なうことが可能です。雨続きでウォーキングができないときなど、外に出にくい状況のときに行なうのもいいかもしれませんね。

全身に血流を巡らせる「腎臓にいい歩き方」7つのポイント

では、腎活性ウォークの歩き方に移りましょう。

最初に、歩く際のフォームですが、なるべく次の7つのポイントを守って歩くようにしてください。

①　あごを引き、正面を見て視線は遠めに
②　背すじを伸ばし、肩の力を抜く
③　腕を前後に大きく振る
④　下腹に力を入れて胸を張る

⑤ **ひざをしっかり伸ばしながら歩く**
⑥ **つま先で蹴り出してかかとから着地する**
⑦ **歩幅を広めにとって、リズムよくスピーディーに歩く**

腎活性ウォークの基本は「息が切れるか切れないかというレベルの早歩き」です。そして、①～⑦のポイントを守ったフォームで早歩きをすれば、腎活性ウォークの効果を最大に引き出せると考えてください。

7つのポイントについて、何点か補足しておきましょう。
まず、腎活性ウォークは**「よい姿勢」で歩くことによってより大きな効果がもたらされます**。下腹に力を入れて胸を張れば、自然に背すじがピンと伸びるはず。できるだけ、その「まっすぐに伸びた姿勢」をキープしたまま歩くようにしましょう。やや体の後ろ寄りに重心をかけて、腰から前

腎活性ウォークのフォームのポイント

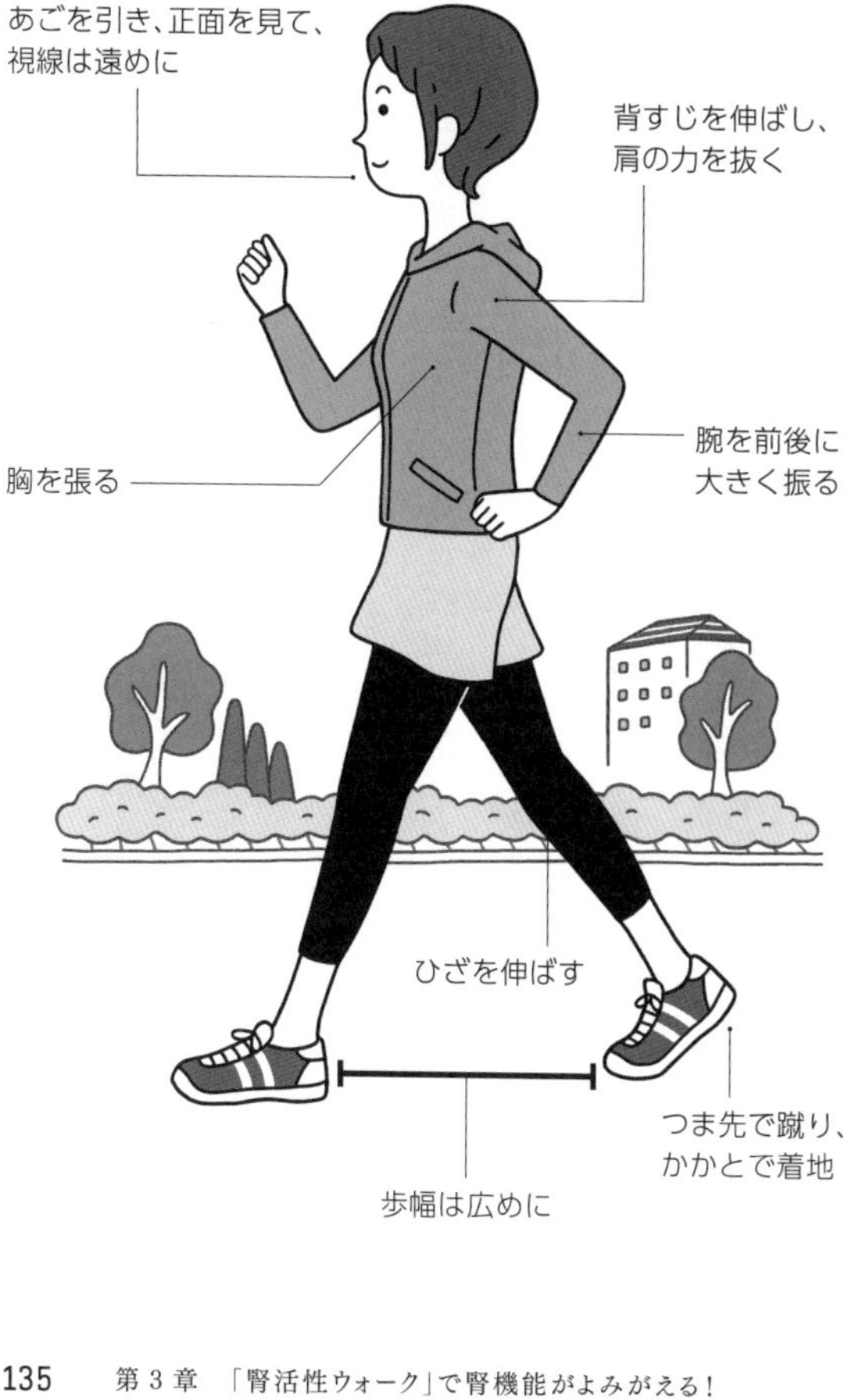
あごを引き、正面を見て、
視線は遠めに
背すじを伸ばし、
肩の力を抜く
腕を前後に
大きく振る
胸を張る
ひざを伸ばす
つま先で蹴り、
かかとで着地
歩幅は広めに

に出ていくような要領で歩くと、体幹が安定してよい姿勢を保ったまま歩けるはずです。

それと、**腕をL字に構えて大きく振って歩くことが大切**。腕を振る際はひじを体から離して横へ振るのではなく、ひじを体側から離さないように気をつけつつ前後に大きく振りましょう。

また、腕を振る際は、ひじを後ろへ振ったときにグッと力を入れて大きく引くのがコツです。すると、自然に前後に大きく腕を振れるようになり、推進力が上がってスピードがつきますし、運動量が上がって大きな効果が得られやすくなります。

なお、街中で歩く場合、人目が気になるせいか、恥ずかしがって腕を振らない人も多いのですが、腕を振るのと振らないのとでは、けっこう大きな差がつくと思ってください。人目が気になる場合は、公園など大勢の人がウォーキングしている場所を選んで、しっかり腕を振って歩くようにするといいでしょう。

▼ひざを伸ばす歩き方は、ひざ痛防止にもなる

さらに、足の運びは、**つま先で力強く蹴り出してかかとから着地するのが基本。後ろへ蹴り出す際は、一歩一歩ひざをまっすぐ伸ばす**ようにしてください。

一歩一歩、ひざを伸ばして歩いていると、歩き方がキレイに見えるようになりますし、速く歩けるようにもなります。また、ひざ関節を痛めないためにも、ひざを伸ばして歩くのを習慣づけてしまうほうがおすすめです。

そして、歩幅をなるべく広めにとってサッサッと足を出し、リズミカルにまっすぐ歩く。そのうえで、息切れしない範囲でスピードを上げていくようにしましょう。

ウォーキングは全身運動です。７つのポイントを守りながら、よい姿勢で腕を振って早歩きをしていると、全身の血行がよくなって体が内側からポカポカしてくることでしょう。

つまり、そういう**全身を使った歩き方をしてこそ、腎機能の維持・改善につながる効果をより多く引き出すことができる。**すなわち、腎活性ウォークは、その効果を最大限に引き出すことができるように考案されているわけです。

◦ 自分にいちばん合ったレベルの腎活性ウォークを見つけよう

前の項目でも述べたように、腎活性ウォークは「息切れをするかしないか」というレベルで早歩きをするのが基本です。

ただ、慢性腎臓病の患者さんの中には心筋梗塞や脳卒中などの心血管疾患リスクを抱えている方も多く、万が一にもそうした問題が発生しないように自分に合ったレベルのウォーキングをしなくてはなりません。思い当たる方は、ウォーキングを始める前に主治医に相談し、適切な運動強度を決めてから行なうようにするといいでしょう。

一般的な運動強度の目安は、「1分間の心拍数が安静時よりも20〜30回増える程度」です。ただし、ベータ遮断薬などの脈が増えにくくなるようなクスリを飲んでいる方は、「1分間の心拍数が安静時よりも20回増えるまでの心拍数」を目安にしてください。

なお、心拍数を測るのには、市販のスマートウォッチを活用するのがたいへん便利です。スマートウォッチであれば、歩いている最中もパッと腕に目をやるだけでそのときの心拍数を確認できます。以前は心拍数を測るのに運動中いちいち立ち止まって脈に指を当てて数えなくてはならなかったのですが、スマートウォッチが登場してその手間ひまが不要になったわけですね。

いまはいろんなタイプのスマートウォッチが安価で売られていますので、ぜひ入手して活用してください。そのうえで、「これくらいのウォーキングをすると自分の心拍数は安静時より20～30回増えるんだ」という自分に適した運動強度のラインを把握してしまうようにするといいでしょう。

そうすれば、より安全に、より効果の上がるウォーキングを実現していくことができるはずです。そして、運動に慣れて心拍数があまり上がらず落ち着くようになってきたら、歩くスピードを上げたり歩く回数や距離・時間を増やしたりして、運動強度を少しずつ引き上げていくようにしてみてください。

▼水分補給は「のどの渇き」を目安にしてはダメ

ここで歩く際の注意点をいくつか述べておきましょう。

まず、水分補給です。脱水になると腎臓へのダメージにもつながるので、ウォーキングをする前と後だけでなく、小まめな水分補給を心がけてください。

とりわけ高齢の方は水分管理に注意が必要です。高齢になると、のどの渇きをあまり感じなくなる人が多いため、「のどが渇いているかどうか」を目安にするのではなく、**「運動の際は必ず水を飲む」と決めて習慣づけてしまう**といいでしょう。

また、酷寒、酷暑、雨、台風、体調がよくない日などは、無理をせずに休むようにしてください。そういうときは自律神経や血圧が不安定になり、心血管疾患系のトラブルも起きやすくなります。とくに、季節の変わり目に急に気温が下がったときなどは、高齢の方はなるべく意識して休むことをおすすめします。

あと、**歩く時間帯は、朝よりも昼や夕方、夜のほうがおすすめです。**

早朝ウォーキングを習慣にしている人も多いと思いますが、朝はやはり自律神経や血圧が不安定であり、関節や筋肉の動きもよくないので、本当は運動するのにはあまり向いていないのです。「どうしても朝がいい」というなら仕方ありませんが、**朝に歩く場合、血圧が高い方は十分に注意するようにしてください。**

一方、**夕方や夜に歩く場合は、暗がりに対する注意が必要です。**

最近は何かと物騒なので、人の気配が少ない淋しいコースは避けたほうがいいと思います。また、明るい色の服を着たり反射板をつけたりして、車や自転車などから自分の身を守る心得も必要となります。

さらに、**シューズは自分の足に合った歩きやすいものを選ぶ**こと。クッション性が高く、ソールが少し厚め、つま先が少し上がっているものをセレクトするといいでしょう。マラソンシューズは軽すぎるし、バスケットシューズでは重たすぎる。適度な重みのあるウォーキングシューズがベストです。

以上の注意点を頭に入れつつ、安全に歩くことを最優先にして、長くウォーキングを続けていくようにしてください。

仲間と楽しくしゃべりながらの「とぼとぼ歩き」では効果なし！

最近はウォーキング人口がだいぶ増えてきて、街中や公園などを歩く高齢者をよく見かけるようになりました。

とくに、早朝の公園に行くと、何人かの仲間と連れ立って楽しくしゃべりながら歩いている高齢者が目立ちます。ただ、おしゃべりに花を咲かせながら歩くので、そのスピードはたいていゆったりペース。「早歩き」には程遠く、「おしゃべり歩き」「とぼとぼ歩き」と形容したほうがいいかもしれません。

私は、こういう方々の歩き方を目にするたびに、「ああ、もったいないなあ」と思います。それというのも、こういった「しゃべりながらのとぼとぼ歩き」では、せっかくのウォーキング効果をあまり得ることができないからです。

もちろん、家でじっとして歩かないでいるよりは、ゆったりペースであっても歩くほうがずっとマシです。

ただ、腕を振って姿勢よく歩いたり、速いスピードで歩いたりする力があるのに、それをしないのは非常にもったいない。「腎活性ウォーク」をできる力があるのに「しゃべりながらのとぼとぼ歩き」しかしていないのは、「ウォーキングで得られるはずの効果」の大半を得られずソンしているようなものなのです。

そもそも、**ウォーキングの運動効果は「息切れ寸前でどうにかこうにか隣の人と話せるくらいの状態」を続けることで引き出せるもの。**「隣の人とラクに話せる状態」ではあまりに遅すぎて、運動効果を引き出すという点ではたいへん非効率なんですね。ですから、思い当たる方は、歩き方を見直したほうがいいかもしれません。

もちろん、夫婦で歩いたり、近所の仲良し同士で集まって歩いたりするのも、コミュニケーションが深まって多くのメリットがあるのでしょう。しかし、複数人で一緒に歩くと、人それぞれペースがさまざまなので、どうしても遅い人のペースに合わせることになってしまいます。それでは個々人の運動効果はなかなか上げられません。

だから、夫婦で歩いたり近所の仲間と歩いたりするのであれば、公園の入口などで落ち合い、あらかじめ終了時間を決めておいてひとりひとり自分に合ったペースでウォーキングを行ない、終了後再び公園入口に集まるといった方法がいいかもしれません。

どうせ時間を割いて歩くのならば、誰しも「効率のいい合理的な歩き方」でより多くの効果を引き出せるほうがいいでしょう。心当たりのあるみなさんは、そろそろ「もったいない歩き方」の卒業を検討してみてはいかがでしょうか。

運動強度をアップしたい人は、「坂道上り」や「階段上り」がおすすめ

腎臓リハビリで腎活性ウォークを行なっている方々の中には、次第にウォーキングにハマっていく人が少なくありません。

全身を使って歩くことの気持ちよさが分かってウォーキングが好きになっていく人も多いですが、なにより大きいのは「結果」が出ることです。すなわち、ウォーキングを続けるうちに少しずつ腎機能の数値が改善し、「一

歩一歩確実によくなっている」というよろこびから「腎活性ウォーク」へとのめり込んでいく人が多いのです。

そして、そういう方々の中には、ウォーキングの回数を増やしたり距離や時間を延ばしたりするだけでは飽き足らず、「もっとハイレベルのウォーキングをしてみたい」という人もいらっしゃいます。この項目ではそういう人のために、ワンランク運動強度をアップしたウォーキング法を紹介しましょう。

運動強度をアップするといっても、私は慢性腎臓病の方々には勢いよく走ったり激しく体を動かしたりしてハァハァと息切れするような運動はおすすめしません。そうした運動には、まだ腎機能にどう影響するかの医学研究がありませんし、あまりに激しい運動をすると、かえって腎臓にマイナスに働く可能性もあるのです。

では、どうすればいいのか。

おすすめは「坂道」や「階段」を使って歩くことです。

坂道や階段を歩くのは、平坦な道を歩くのとはワケが違います。上りではより大きな負荷が足の筋肉にかかるし、下りでは足の筋肉だけでなくひざ関節にも負荷がかかります。ですから、この「負担増」をうまく利用してレベルアップ・ウォークにつなげていこうというわけです。

習慣にしていけば、通常の「腎活性ウォーク」の効果に加えて、足腰の筋肉を鍛えていくことができるでしょう。高齢になって足腰の衰えが心配になってきた方々にとっては、サルコペニアやフレイル、寝たきりを防ぐことにもつながるはずです。

また、**坂道や階段はちょっとつらいという方は、「踏み台昇降」をするのもおすすめ。**台を上ったり下りたりを繰り返すことによって足を上げ下げする筋肉が鍛えられるため、普段の歩行をより安定させることにつながるはずです。

ただ、いずれの場合もがんばりすぎは禁物です。**坂道や階段、踏み台昇降は血圧や心拍数が上がりやすいので、あくまで息切れしない程度を目安に上り下りするようにしてください。**それと、階段では手すりなどを利用し、転倒しないようくれぐれも気をつけてください。足元がグラつく方や腰痛やひざ痛がある方、心血管疾患リスクの高い方は、これらの運動は控えておくほうが無難でしょう。

日常生活の中での歩行も、歩幅を広げて姿勢よく歩くと効果的

ここまで紹介してきた「腎活性ウォーク」は、あくまで「運動のために

わざわざ時間を割いて行なうタイプ」のウォーキングです。ただ、仕事や家事、買い物などの日常生活活動における歩行を増やすこともちろん大事です。

よく言われていることですが、通勤時に電車やバスをひと駅分手前で降りて歩いたり、少し遠めのスーパーへ歩いて買い物に行ってみたり、郵便局やATMまで歩いて行ってみたり――そういうふうに普段から「少しでも余計に歩こう」という意識を持っていれば、日々の運動量を増やすことにつながります。

そういう普段のウォーキングでは、腕を大きく振らなくても構いません。スーツ姿や普段着で腕を大きく振って歩くのは不自然に見えるので、そこは無理をしなくてもOKです。ただ、そのときのシチュエーションによってケース・バイ・ケースで構わないので、**なるべく歩幅を大きく取って姿勢よく歩くのを意識する**といいでしょう。

それと、日中の活動時間は、座りっぱなしや寝転びっぱなしの不活動時間をなるべく減らしていくことが大事です。近年は**座っている時間が長い人ほど大病にかかりやすく寿命が短くなりやすい**ことが、さまざまな研究で明らかになっています。ですから、日がな一日テレビを見ていたりスマホをいじっていたりしてはダメ。**「座るよりも立つ」「立つよりも歩く」を心がけて、できるだけ日中の活動度を上げていく**ようにしてください。

「１回30〜60分、週１５０〜１８０分の腎活性ウォーク」に加えて、普段の生活で小まめに歩くよう心がけていれば、腎臓リハビリの効果を大幅に引き出していけることでしょう。

だから、みなさんも「歩くという運動」「ウォーキングという運動」を身近に感じつつ、毎日の生活の一部に取り込んで実践していくようにしてください。

また、「腎活性ウォーク」だけでなく、「上月流腎臓体操」や「らくらく筋トレ」も忘れず行なうようにしてください。先にも述べたように、これら3つの運動は腎臓リハビリの運動療法で効果を上げるための「3本柱」。**「上月流腎臓体操」「らくらく筋トレ」「腎活性ウォーク」をうまく組み合わせていくことで相乗効果が発揮され、腎機能を維持・改善する力が生み出されるのです。**

ですからみなさん、ぜひこれらの運動にしっかり取り組んで、その力を生み出していくようにしましょう。そして、運動の〝万能薬〟のような力を借りて、腎臓をよみがえらせていこうではありませんか。

COLUMN

激しい運動はNG！息切れするかしないかのレベルが運動の目安

じつは、運動のすべてが腎臓を守ることにつながるわけではありません。「激しい運動」は、むしろ腎臓にとってNGなのです。たとえば、マラソン、短距離走、サッカー、テニス、ハードな筋トレ……。とにかく体力や筋力を激しく消耗する運動はNGと心得てください。

ダメな理由は、激しい運動をすると、運動中に腎臓に行く血液が減ってしまうから。それに、運動中に激しく息切れする状態になると酸素不足になり、腎臓にも悪影響が及びます。そもそも、長らく「腎臓が悪い人は運動するな」と言われてきたのも、過去にマラソンによって腎機能が悪化して透析になってしまった事例があったせいなのです。

つまり、**慢性腎臓病の人は、「適度な運動は◎」だけど「激しい運動は×」**。みなさんも運動をする際は、強度を「息切れするかしないかのギリギリのレベル」に抑え、激しい運動はできるだけ避けるようにしてください。

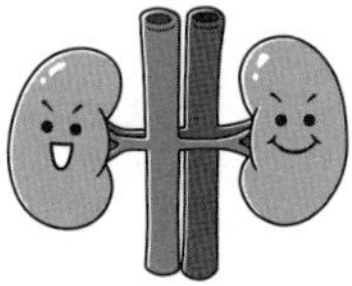

第4章

腎臓を守るための「食べ方」の新常識

まず、食を細らせてしまうのがいちばん危険だと心得よう

腎臓リハビリでは、運動療法だけでなく食事療法のサポートも行なっています。

運動と食事は、健康形成のための「両輪」です。ふたつの車輪が同時に回ってこそ健康が前進するのであって、片方だけではうまく進めません。運動をがんばっても食事がおろそかではダメですし、食事をがんばっても運動がおろそかではダメなのです。

そしてそれは、腎臓の健康を守っていくためにも言えること。この章では、腎機能を維持・改善していくための食事や食べ方の心得についてくわ

しく見ていきましょう。

まず、慢性腎臓病の方の「食事の大前提」について述べておきましょう。

腎臓の悪い人の食事というと、いろいろと厳しい制限があって「あれも食べちゃダメ、これも控えなきゃダメ」とあれこれ気をつけなきゃいけないイメージを持っている人も多いでしょう。なかには、食事制限をまじめにやりすぎて、食を細らせてしまったり、体重を落としてしまったりする人も多いようです。

しかし、じつはこれがいちばん危険なのです。

とくに70代を超えた高齢者の場合、食事量の低下は、衰えの悪循環を引き起こす第一歩となります。

食事量が減って栄養が足りなくなると、わたしたちの体は自らの体を分解して不足分を補おうとします。とりわけ**たんぱく質が不足すると、体の**

筋肉を分解してたんぱく源が補充されるようになるため、筋肉がてきめんに減ってしまうのです。それに、高齢者の場合、筋肉量が減少すると、運動機能が低下して短期間のうちにサルコペニアやフレイルが進んでしまうことが多い。しかも、筋肉量が低下すると転倒骨折や誤嚥性肺炎を起こすリスクも大きくなるため、寝たきりになる可能性も一気に高まってしまうことになります。

つまり、**「あれも食べちゃダメ、これも控えなきゃダメ」と気にしすぎて食事量を減らしてしまうと、一気に老化や衰えが加速する落とし穴にハマりかねない**わけです。

食事量が減って筋肉が落ちてくると、体重が減少してやせてきます。だから、高齢の方々は体重が減ってやせてきたら危険信号だと思っておくといいでしょう。

欧米のデータでは、たんぱく尿が出ていてｅＧＦＲ《イージーエフアール》（推算糸球体濾過量）

が45未満くらいの慢性腎臓病の人の場合、体重が多い人のほうが長生きすることが分かっています。多少メタボくらいのほうがよくて、やせた人がいちばん短命なのです。

ですから、とにかく「ちゃんと食べる」ということが何より重要な大前提。みなさんも食事量をしっかりキープして、筋肉を落としたり体重を減らしたりしないように気をつけてください。

そして、そのためにも**朝昼晩3食きちんと食事を摂り、朝食や昼食を絶対に抜かない**ようにしましょう。

たんぱく質についても、朝昼晩3食とも肉や魚、卵などを食べ、自分の必要量のたんぱく質を摂って不足させない姿勢が大切になります。ただ、慢性腎臓病の人はたんぱく質を摂りすぎてもいけないので、たんぱく質とのつき合い方については、後ほど改めてくわしく述べることにしましょう。

○食べ方のひと工夫で、制限に縛られない食生活を送ることができる

慢性腎臓病になると、一般的な治療に加え、医師や管理栄養士から食事指導が入ることになります。

一応、食事指導のガイドラインがあって、「塩分摂取は1日6g未満にしてください」とか「たんぱく質も摂りすぎは禁物です」といったチェックが入るのです。

次ページの表は、その食事指導基準の概要を示したもの。「この基準ラインを守ってください」という目安であるわけですが、私は、実際の食生活においては「6g未満」とか「0・6〜0・8g/kg」といった細かい数字

慢性腎臓病の食事指導の基準

慢性腎臓病のステージ		ステージG1 ステージG2	ステージG3a/b	ステージG4	ステージG5
食事指導	塩分	高血圧があれば1日3g以上6g未満	食塩摂取量　1日3g以上6g未満		
	たんぱく質	過剰に摂取しない	たんぱく質制限 G3a：1日0.8〜1.0g/kg G3b：1日0.6〜0.8g/kg	たんぱく質制限 1日0.6〜0.8g/kg	
	カリウム	制限なし	高カリウム血症があればカリウム制限		

日本腎臓学会「慢性腎臓病 生活・食事指導マニュアル〜栄養指導実践編〜」を参考に作成
※たんぱく質は、標準体重1kg当たりの量

に過度に縛られる必要はないと考えています。

なかには、細かい栄養計算をして厳格に基準を守ろうとする方もいるのかもしれませんが、たいていの人はいちいち栄養計算して食べたりはしないもの。また、こういう**細かい制限をしていると食欲が落ちたり食事量が減ったりすることにつながりがち**です。むしろ、あまりに徹底しすぎてしまうと弊害のほうが大きくなる気がします。

それに、こういった**基準は「食べ方」を工夫すれば、ほとんど解決できるもの**なのです。

たとえば、塩分はみそ汁や漬物をやめるだけでかなりの量を減らすことができますし、たんぱく質は主食のごはんやパンを低たんぱく食品に変えるだけでかなり摂取量を調整することができます。そういった「食べ方の工夫」をするだけで、「普通」と何ら変わらない食生活を送ることが可能なのです。

ですから、**食事制限はあまり細かく守って行なおうとせずに、食べ方を工夫したうえで少々アバウトなくらいの姿勢で臨むほうがいい。**目を吊り上げてがんばるよりも、ポイントをつかんだうえで少々いい加減に行なうくらいのほうがいいのです。言わば、〝だいたいこれくらいで大丈夫だろう〟というポイントやコツさえつかんでしまえば、とりあえずはＯＫというわけです。

また、食事制限を細かくやると「あれも食べられない、これも控えなきゃいけない」というマイナス思考の方向で食生活を送ることになりがちですが、**食べ方を工夫しながらおおらかにやっていけば、「あれも食べられる、これも食べて大丈夫」というプラス思考で食生活を送っていけるようになる**はずです。

いかがでしょう。みなさんもちょっとした工夫を凝らしたうえでやっていくほうが気がラクでしょうし、何よりそのほうが毎日の食事をおいしく食べられると思いませんか？

どういう「食べ方の工夫」をすればいいのかについては、これから順次紹介していくことにします。ぜひみなさんも工夫のポイントをつかんで実践し、毎日の食事を楽しみながら、腎臓を守っていくようにしてください。

塩分、糖質、リン、たんぱく質が、食べ方に工夫を凝らすべき「四天王」

腎臓を守るための食べ方の工夫でカギとなるのは、①**塩分**、②**糖質**、③**リン**、④**たんぱく質**の摂り方です。この4つのポイントを押さえて工夫していけばだいたいは問題ありません。そのため私は、この4つを「工夫を凝らすべき四天王」と呼んでいます。

なぜ、これら4つの成分に注意しなくてはならないのかをざっと説明しておきましょう。

まず、①**の塩分摂取が多いと高血圧につながります**。高血圧は慢性腎臓病を引き起こす原疾患であり、血圧の高い状態が続くと腎臓の血管に絶え

食べ方の工夫で腎機能を改善できる

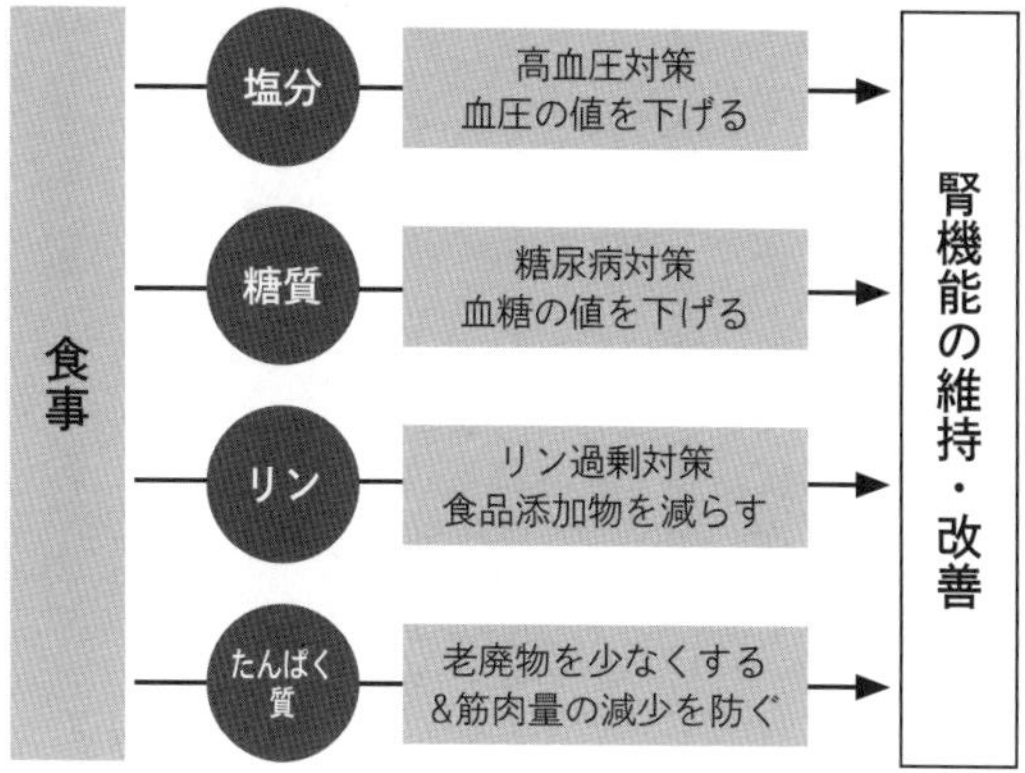

ず負担がかかり続けることになります。

だから、**慢性腎臓病の人には塩分過多は禁物**。普段から減塩を心がけて薄味に慣れるようにしなくてはなりません。減塩は慢性腎臓病に対する効果が大きい食事療法なので、ぜひ食べ方を工夫して減塩を実践していくようにしてください。

次は②の糖質です。ごはん、パン、麺類、お菓子、ジュースなど、**糖質の多いものをたくさ**

ん食べていると糖尿病につながります。そして、糖尿病も慢性腎臓病を引き起こす原疾患です。糖尿病が進むと血管がもろくなって全身にダメージが及び、とくに糖尿病合併症で腎臓の毛細血管が障害されると腎機能低下が大きく進むことになってしまいます。

ですから、腎機能が気になる人は、糖質摂取も控えめにしたほうがいい。極端な糖質制限の必要はありませんが、やはり食べ方を工夫して糖質を過剰に摂り過ぎないようにする姿勢が必要なのです。

3つめのカギは③のリン。先にも述べたように、**最近はリンの過剰摂取が腎機能低下を進ませる原因として注目されています。**体内でリンが過剰になると細胞毒のように働いて、腎臓のネフロンに大きなダメージを与えるのです。

そのため、腎機能低下が気になるならリン摂取を抑えることも不可欠。リンはじつにさまざまな食べ物に含まれていて、知らず知らずのうちに口に入ってきてしまう傾向があります。なかでも、もっとも注意すべきが「食品添加物中のリン」なのですが、くわしい説明は後ほど改めることにしましょう。

さらに、④のたんぱく質の摂取にも工夫が必要となります。**たんぱく質の摂取が多いと、腎臓で濾過をする老廃物が大量に発生して、濾過担当の糸球体に大きな負担がかかります。**すると、次第に濾過機能が落ちて慢性腎臓病が進行してしまうわけです。

ただし、先ほども述べたように、たんぱく質の摂取制限をすると、体内で筋肉のもとになるたんぱく質が不足して、筋肉量が減ってしまうことになります。さらにその筋肉量減少は、サルコペニア、フレイル、転倒骨折、寝たきりといった事態へとつながっていくので、それは何としても避けなくてはなりません。

つまり、**たんぱく質に関しては「摂り過ぎ」も「減らし過ぎ」もNGだ**

ということ。では、どうすればいいのかというと、「減らす」のではなく、「自分が摂っていいギリギリの線までちゃんと摂る」という姿勢が求められるのです。

もっとも、こうしたややこしい問題も、食べ方をちょっと工夫すれば、わりと簡単に解決することができます。

では、これから①塩分、②糖質、③リン、④たんぱく質の順に、腎機能を守っていくための「とっておきの食べ方の工夫」を紹介していくことにしましょう。

腎臓を守る食べ方〈塩分対策〉

①減塩のための食事術

先にも述べたように、減塩は、慢性腎臓病の食事療法の中でも病気に対する効果の高い手段のひとつです。塩分を減らした食生活が定着してくると、それとともに高血圧や腎機能の数値が改善してくる場合が少なくありません。

では、減塩のため、どんな食べ方の工夫をすればいいのか。

いちばんのポイントになってくるのは「慣れ」です。**人間はしょっぱさを舌や脳で感じ取っているわけですが、塩分を控えめにした食事を一定期間続けていると、わりと早い段階で慣れてきます。**1~2週間も続けていると、舌や脳が「これくらい(の薄味)が普通だ」と感じるようになってくるものなんですね。

そして、いったん薄味に慣れてしまうと、しょっぱい味のもの、濃い味のものが食べられなくなってくるのです。ですから、「慣れてしまえば、もうこっちのもの」というつもりで、**とにかく1〜2週間減塩生活にチャレンジしてみるべき。**ぜひ、舌と脳を「薄味モード」で飼い慣らしてしまうようなつもりで、減塩の食事を続けるようにしてみてください。

ただ、そうはいっても、時には濃い味のものが食べたくなってくるときもあるでしょう。また、自宅で食べる朝食や夕食は薄味にできたとしても、お昼を外食で食べる場合など、濃い味のメニューしか選択肢がないということもあると思います。

そういう場合は、**1日3食でメリハリをつけるのがおすすめ。**たとえば、後述するように、朝食を塩分ゼロに近づけたメニューにすれば、「朝、カットした分」の塩分を昼や夜に振り分けられる。そんな具合に、削りやすいところをかしこく削ってプラスとマイナスの帳尻を合わせていけば、あまりがんばらなくてもかなりの塩分を減らしていくことができるのです。この帳尻合わせの感覚がつかめれば、よりストレスを感じずに減塩生活を続けていくことができるでしょう。

それでは、ストレスなく減塩を続けることができ、早く薄味に慣れてしまうための具体的なコツを、これからいくつかご紹介しましょう。腎臓のためにもぜひこれらを実践し、舌と脳を早く「薄味モード」に飼い慣らしてしまうようにしてください。

◉みそ汁と漬物をやめる

みそ汁1杯には、1・2～2・0gほどの塩分が含まれています。また、漬物にもかなりの塩分が含まれています。もし、1日3食、みそ汁と漬物の両方を摂っていたら、それだけで1日の塩分摂取量目標値の6g近くに行ってしまうかもしれません。

だから、みそ汁と漬物をやめる。それだけでかなりの減塩を達成することができるのです。じつは、私自身もこの「みそ汁なし」「漬物なし」の減塩法を実践しています。私の場合、このふたつに別れを告げたことで、他の料理に関してはそんなに厳しく減塩せずともわりと普通に食事を楽しむことができています。

きっと、ラクに塩分を減らしたい人にとっては、かなり現実的な手段なのではないでしょうか。試しに1週間、みそ汁と漬物なしで生活してみてください。きっと、「あ、なくても全然平気なんだな」「減塩ってこれだけでいいんだ」ということが分かるはず。そして、よりスムーズに減塩生活に慣れていくことができるはずです。

◉朝食をできるだけ「無塩」に近づける

先述したように、減塩をラクに続けていくには、朝食を「ゼロ塩」に近づけるのがおすすめです。

そうすれば、朝食でカットした分の塩分を昼食と夕食に回すことができ

「ゼロ塩朝食」のアイデア（例）

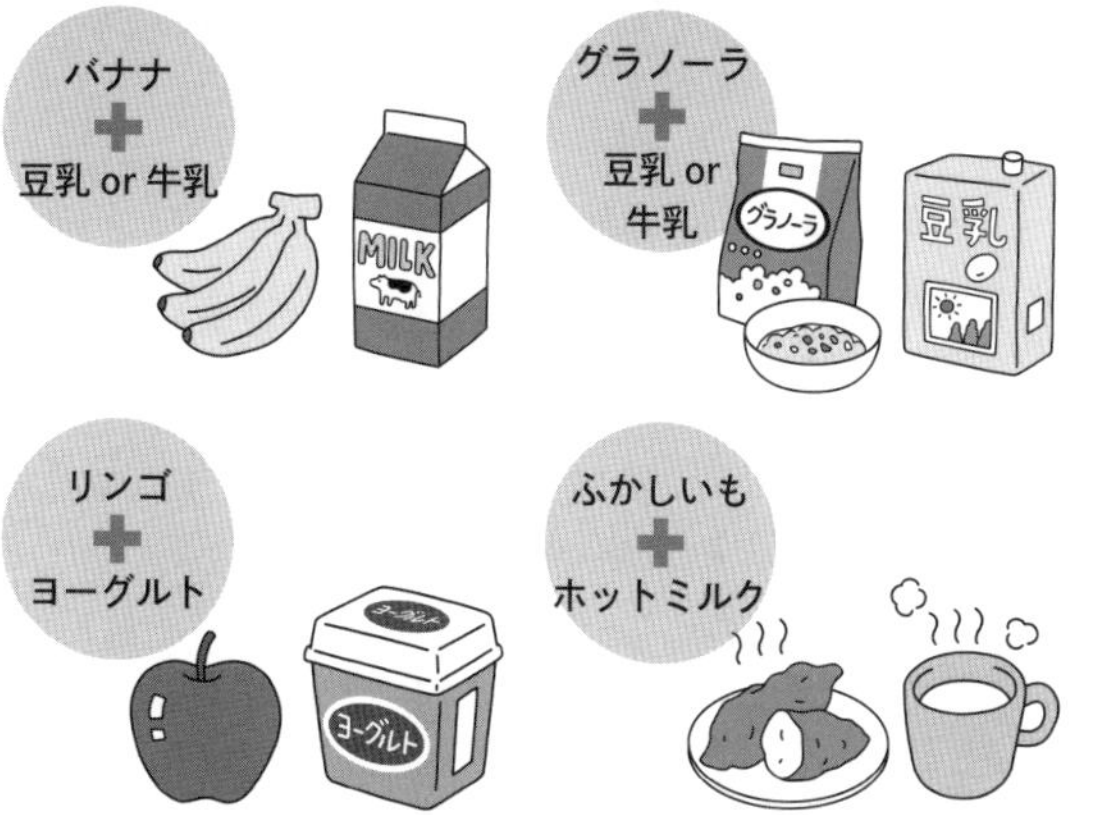
バナナ
＋
豆乳 or 牛乳
MILK
グラノーラ
＋
豆乳 or
牛乳
グラノーラ
豆乳
リンゴ
＋
ヨーグルト
ヨーグルト
ヨーグルト
ふかしいも
＋
ホットミルク

※ステージG3b以上の慢性腎臓病でカリウム制限が必要ならば、フルーツやイモ類の摂取に関しては、主治医に指示を仰いでください。

ます。すると、昼に外食でラーメンを食べたくなったりしたときや夜に焼き鳥店での飲み会があったりしたときにも、そんなに塩分過多を気にせずにいられる。すなわち、朝の塩分を大きく減らしてしまうのがもっとも無理がなく、長く継続していきやすいわけです。

たとえば、「バナナ＋豆乳や牛乳」の組み合わせなら、ほぼ無塩で栄養的にも問題ありません。「リンゴ＋ヨーグルト」「グラノーラ＋牛乳」といった組み合わせも、ほぼ塩分ゼロです。「ふかしいも＋ホットミルク」といった組み合わせもいいかもしれませんね。ぜひみなさんも自分でメニューを工夫しながら「朝食無塩生活」をスタートしてみてはいかがでしょう。

◉しょうゆやソースは「かける」よりも「つける」

日本人の1日当たりの平均塩分摂取量はだいたい10gちょっとほどなのですが、なんと、そのうちの6g以上を調味料から摂っているとされています。つまり、しょうゆやソース、みそなどの塩分の多い調味料を、料理時にたくさん使ったり、食べるときにたくさんかけたりしているのがいけないわけです。

では、どう対応すればいいのか。

まず、当たり前ですが、料理をつくる時に塩分の多い調味料を控えてなるべく薄味にするのが基本となります。ただ、すべての料理を薄味にしてしまうと、おいしさや楽しさなどの食の醍醐味が減ってしまい、なかなか減塩が長続きしません。ですから、メインディッシュは普通の味つけにして副菜は薄味にするなど、メリハリをつけて味を加減していくといいでしょう。

それと、料理は調理時に味つけを完成させておくほうがいい。そうすれば、食卓で調味料を使わずに済みます。塩、しょうゆ、ソース、ケチャップなどを食卓で使わなくてもいいようにしておくだけでも、かなりの減塩につながるのです。

もっとも、どうしてもこうした調味料を食卓で使わざるを得ないシチュエーションも多いでしょう。そういう場合は、しょうゆやソースを「かける」のではなく「つける」ようにするのがおすすめ。すなわち、あらかじめ小皿にしょうゆやソースを入れておいて、ちょっとだけつけて食べるようにするのです。

お刺身はしょうゆにちょんと少量つける程度で口に運ぶほうが上品ですし、そのほうが素材の味をおいしくいただけるものです。同様に、とんかつや串カツもソースにちょっとだけつけて食べ、野菜スティックもディップにちょっとだけつけて食べるようにするわけです。

そして、料理になんとなくドバドバッとしょうゆやソースをかけてしまうのは厳禁。これらをルールとして守っていくだけでもかなりの量の塩分を減らすことができるでしょう。

◉酢、レモン、オリーブオイル、ラー油などをかしこく使う

調味料には、かしこく使えば減塩生活の強い味方になってくれるものもあります。

たとえば、酢やレモンの酸味には、塩味や甘味を引き立てる効果があり、

甘酢や酢じょうゆにしたりレモンがけにしたりすれば、自然に塩分使用量が減り、無理なく減塩をすることができるでしょう。酢には血圧を下げる効果も確認されています。ただし、酢にはもともと塩分が入っているタイプのものもあるので、なるべく塩分ゼロのものを選んで用いるようにしてください。

また、サラダを食べる際は、ドレッシングやマヨネーズはけっこう塩分が多いので気をつけてください。サラダはオリーブオイルやアマニ油、エゴマ油などにハーブ塩を適量加えて、オリジナルのドレッシングをつくって食べるのがおすすめです。

それと、コショウ、ワサビ、山椒、唐辛子、カレー粉、ラー油などの香辛料を料理に加えると、味にパンチやメリハリが出て、その分塩分を減らせることにつながります。

なかでも私が推奨するのは「ラー油」です。

ラー油は塩分も含まれていませんし、ピリッと辛くて血行をよくする作用もありますし、何より料理の味をおいしく引き立ててくれるのです。そのため、私は大びんを買い求め、いろんな料理にラー油をかけて食べています。冷やっこやおひたしなどに（しょうゆをかける代わりに）ラー油をかけて食べるのもたいへんおすすめです。

◉かまぼこ、ちくわなどの「隠れ塩分食品」に気をつける

漬物、梅干し、佃煮、キムチなどは一見して塩分が多い食べ物だと分かりますが、なかには一見そんなに塩分が多そうでもないのに「じつは多い」という食品もあります。私はそういう食品を「隠れ塩分食品」と呼んでいます。

たとえば、かまぼこ、ちくわ、はんぺん、さつま揚げ、魚肉ソーセージなどの水産加工食品は代表的な「隠れ塩分食品」です。これらにはかなり

多くの塩分が使用されているのでたくさん摂るのは控えたほうがいいでしょう。

ちなみに私は東北地方の出身であり、仙台名産の「笹かまぼこ」を小さい頃から食べてきているのですが、おいしいのは分かっていても塩分が多いのであまり食べ過ぎないよう気をつけています。

あと、冬の定番メニューのおでんには、ちくわやはんぺんをはじめ塩分の高い練り物製品が多いので、やはり頻繁に食べるのは控えたほうがいいかもしれません。

また、水産加工食品だけでなく、ハム、ベーコン、ソーセージなどの加工肉にも塩分がたっぷり含まれています。しかも、こうした加工食品には、塩分だけでなくリンが大量に含まれたものが多いのです。その点からも、腎臓の健康が気になる方は、加工食品の摂取には十分注意すべきでしょう。リンについては、後ほど改めて説明します。

腎臓を守る食べ方〈糖質対策〉

②食後血糖値を上げない食事術

次は「糖質対策」です。

糖質の過剰摂取は糖尿病を進ませて、慢性腎臓病を悪化させる大きな原因となります。

とくに避けるべきは、食後に血糖値が急上昇したり急降下したりする状態です。食後血糖値が乱高下する状態が続くとインスリンの分泌が悪くなって高血糖状態が続くようになり、糖尿病を発症させたり悪化させたりすることにつながりやすいのです。

こうした血糖値の異常は、当然、腎臓の血管を傷めることにもつながります。だから、**腎臓を守っていくためにも、食後高血糖を避けて、食後の血糖値上昇をゆるやかにする食べ方を工夫していかなくてはなりません。そして、そのためには血糖値を急上昇させやすい「糖質の多い食べ物」の摂取を控え、「糖質の吸収を抑える食べ物」を積極的に摂る必要があるわけです。**

具体的には、ごはんやパンなどの糖質の多い主食を減らして、野菜や肉などのおかずを増やしていくのが基本姿勢となります。それを日々心がけているだけでも、食後の血糖値上昇がゆるやかになってくるようになります。

もっとも、これに関しては、「もうすでにやってるよ」という人もいらっしゃるかもしれません。わりと最近まで「糖質制限食」が流行っていましたから、たぶんみなさんの中にも主食を少なめにして、おかずを多めにして食べている方が多いのではないかと思います。

ただ、ひと言申し上げておくと、**ごはんやパンなどの主食をゼロにしてしまうような「極端な糖質制限」を行なうのはいけません。**ごはんやパンなどの主食は人間にとって欠かせない栄養源です。とくに高齢者は栄養不足に陥るのは絶対に禁物ですので、多少減らすくらいはいいとしても「毎日必ず主食をちゃんと食べる」のを基本に据えるようにしてください。

また、糖質を控えめにする食事の工夫に関しても、まだあまり知られていないノウハウもあります。ここでは、そのうちのいくつかをポイントを絞って紹介していきましょう。

◉菓子パン、お菓子、ジュース、砂糖入りコーヒーを控える

口に入る糖質を減らすには、カットできそうなところからカットしていくのが定石です。ごはんやパンなどの主食を減らすには限界があるので、わりとよく口にしているもののうち「まあ、これはなくても平気かな」と

いう食べ物から減らしていくといいのです。

たとえば、スーパーやコンビニの棚に並ぶ甘い菓子パン。安価だし手軽なのでついパクついてしまいがちですが、菓子パンはたいへん糖質が多く、血糖値を急上昇させやすい食品のひとつです。これを買わないようにするだけでもだいぶ違うでしょう。

同じように、スナック菓子やスイーツを買わないようにするのもいいと思います。家に常備しているとついつい口に入れてしまいがちですが、その「ついつい」をなくすことができれば、かなりの糖質を減らせることになるはずです。

さらに、甘いジュースや砂糖入りのコーヒー飲料も、カットリストに加えてみてはどうでしょう。ジュースは、炭酸系の甘いものだけでなく、果物ジュース、野菜ジュース、スポーツドリンクにも多くの糖分が含まれています。こういった「糖分の多い飲み物」をよく飲んでいる人は、これを

「糖分を含まない飲み物」へと変えれば、それだけで体内に入る糖質をずいぶん減らせることでしょう。

◉「野菜から食べる」よりも「ゆっくり食べる」

近年は「ごはんよりも野菜を先に食べるほうが、血糖値が上がりにくくて体にいい」という情報がかなり一般の方々に浸透するようになりました。みなさんの中にも「野菜《ベジ》ファースト」を実践している方がいらっしゃるかもしれません。

ただ、この「野菜ファースト」の食べ方に、大きな盲点があることをみなさんはご存じでしょうか。

それというのも、じつは、たとえ「野菜ファースト」にしても、早食いをしてしまってはほとんど意味がないのです。30分くらいかけてゆっくり食べるのであれば、まあ効果はあるのですが、5分や10分でササッと食べてしまうと、野菜を先に食べてもすぐに胃の中で他の食物と混ざってしまい、血糖値上昇をゆるやかにする効果がほとんど期待できなくなってしまうんですね。

たとえば、牛丼屋さんでサラダと牛丼を頼んで、サラダを先に食べたとしましょう。でも、その後に牛丼をババッとかき込んでしまえば、10分も経たずに食事が終わることになります。それでは何の効果もなく、サラダを先に食べた意味もないわけです。

ですから、食後の血糖値上昇をゆるやかにする食べ方をするのであれば、「野菜から食べる」のにプラスして「ゆっくり食べる」のを心がけるようにしてください。食事時間はトータル30～40分が目安。最初に野菜を食べて胃をふくらませておいて、その後に肉や魚、ごはんをゆっくりと口へ運ぶのです。

つまり、「ベジタブル・ファースト」＆「イート・スロウリー」。この2

つをともに実践してこそ、食後の血糖値上昇を抑える食べ方ができると心得ましょう。

◉「水溶性食物繊維」をうまく活用する

みなさん、食物繊維に食後高血糖を抑える働きがあるのは、よくご存じのことでしょう。腸内で食べ物を包み込んで余分な糖質や脂質を吸着し、吸収を妨げるわけですね。

ただ、食物繊維には「不溶性食物繊維」と「水溶性食物繊維」の2種類があるのです。両方とも食後の高血糖を抑える働きがあるのですが、とくに水に溶ける水溶性食物繊維のほうは、胃腸内に長くとどまって、余分な糖質や脂質を吸着する作用をハイレベルで発揮するとされています。

水溶性食物繊維は、納豆、オクラ、ヤマイモ、なめこ、きくらげ、もずく、めかぶ、ワカメなどに豊富に含まれています。お分かりのようにネバ

水溶性食物繊維の多い食べ物

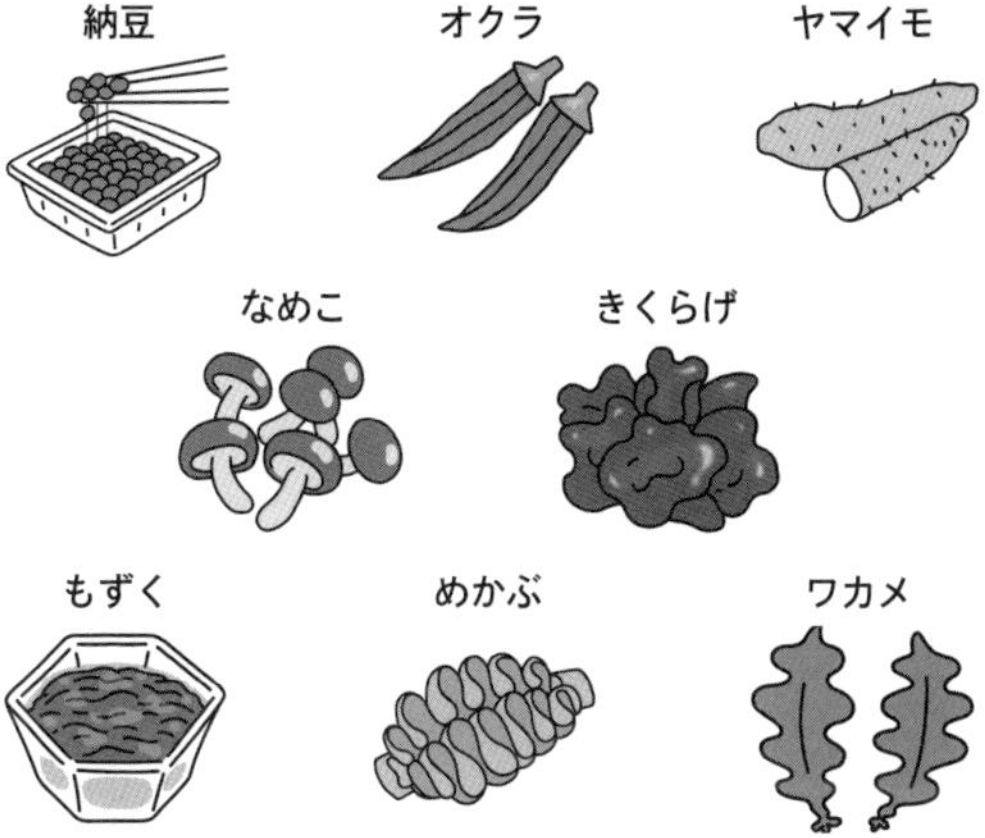

ネバ系の野菜、きのこ、海藻が多いですね。

ですから、こういったネバネバ食品を意識的に摂って、食後の血糖値上昇を抑えるのに役立てていってはいかがでしょう。

なお、水溶性食物繊維には腸内環境を整える働きもあります。発酵した繊維が腸内細菌の善玉菌のエサになり、善玉菌が優勢になりやすいのです。積極的に摂取して、水溶性食物繊維の多様なパワーを生かしていくようにしましょう。

それと、ぜひうまく活用してほしいのが〝こんにゃく〟です。こんにゃくは食物繊維が豊富で血糖値の上昇を抑えてくれるうえにローカロリー。胃の中でふくらんで食べ過ぎを抑える働きもしてくれます。いま、こんにゃくはダイエット健康食として海外で大人気なのだそう。私も家に常備して、ほぼ毎日のように食べています。

◉「糖の吸収を抑える食品」をセレクトする

血糖値を下げたり食後の血糖値の上昇を抑えたりするのには、いろいろな手段があります。

食物繊維を増やす手段としてわりと手軽なのは、主食のごはんを玄米や雑穀米に変えること。ただ、玄米はよく噛んで食べないと消化が悪いので、高齢の方にはあまり評判がよくありません。また、通常の米にもち麦を追加することでも、食物繊維を大幅に増量することができます。

それと、いまは健康志向が進み、スーパーやコンビニで「糖の吸収を抑える」と謳った食品がたくさん売られています。

たとえば、酢の酸味の元である酢酸には、糖質の消化を遅らせて食後の血糖値の上昇を抑える働きがあることが確認されています。先にも紹介したように酢には血圧を下げる効果もあるので、毎日の食生活にうまく取り入れていくといいでしょう。酢の物やマリネのほか、食事前に黒酢を水で薄めて飲んだりするのもおすすめです。

さらに、緑茶に含まれるカテキンにも、食品中のブドウ糖を分解する酵素の働きを抑える作用が報告されています。そのほか、ルイボスティー、グアバ、バナバ、桑の葉、ローマンカモミール……お茶系だけでも、血糖値に対する効果を謳った食品やサプリメントはたくさんあるので、こうした食品を利用してみるのもいいでしょう。

腎臓を守る食べ方〈リン対策〉

③リンを摂りすぎない食事術

腎臓を守る食べ方の3番目は「リン対策」です。

先にも述べたように、**リンは人体に欠かせない物質ですが、体内で過剰になると細胞毒のように働いて、老化を進ませたり病気を引き起こしたりする**ようになります。とくに腎臓への影響は大きく、**普段からリンの多いものばかり食べていると、てきめんに腎機能低下が進んでしまう**ことが分かっているのです。

とくにリンが厄介なのは、知らず知らずのうちに口に入ってきてしまう点です。リンは非常に多くの食べ物に含まれているうえ、無味無臭のため、自分でも気がつかないうちに大量摂取してしまいがち。おそらく、無自覚にリンをたくさん食べてきたために腎臓を悪くしてしまった人も多いのではないでしょうか。

では、いったいどんな食べ物にリンが多いのか。

まず、リンは「スーパーで売られている食品のほとんどに入っている」と言っても過言ではないくらい多くのものに含まれています。

有機リンは、肉、魚、野菜、穀物などに幅広く含まれているリンで、とくに肉や魚、チーズ、牛乳などのたんぱく質系食品に多い傾向があります。

もっとも、こうした**有機リンの体への吸収率は20〜60%と幅があります。あまり神経質になる必要はないものの、肉や乳製品などのたんぱく質系食品の摂り過ぎには気をつけたほうがいいかもしれません。**

なお、**同じたんぱく質であっても、納豆や豆腐、油揚げ、豆乳といった大豆たんぱくに含まれている有機リンは、体内であまり吸収されずに便と**

ともに排出されるため、多く摂取しても問題ないとされています。

そして、**いちばん注意しなくてはならないのが食品添加物中に含まれているリン**です。食品添加物中のリンは無機リンと呼ばれていて、体内への吸収率はなんと90％以上。口から入った食品添加物中のリンはすべて吸収されていくと思ったほうがいいでしょう。

しかも、日本ではわたしたちが日常的に口にしているたいへん多くの食品に添加物が使用されています。なかでも使用量が多いのが加工食品。ちょっと挙げてみると、加工肉、水産加工食品、冷凍食品、カップ麺、即席麺、菓子パン、スナック菓子、ケーキやプリン、ゼリーなどのスイーツ、おつまみ類、漬物、調味料、コーラやジュースなどの清涼飲料水……もう、ありとあらゆる加工食品に添加物が使われていると言ってもいいでしょう。

すなわち、**わたしたちの体内に過剰に入ってくるリンのほとんどは、こうした食品中の添加物によって侵入してきている**と考えられるのです。

リンを多く含む食品

有機リン

吸収されない
有機リン
吸収率
0%

◎ 食べてもOK

●納豆　●豆腐
●豆乳　●油揚げ
●大豆ミートなど

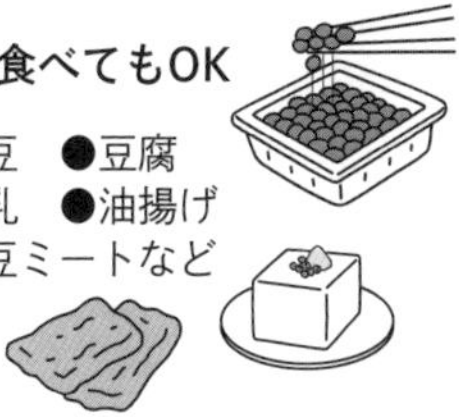

吸収されやすい
有機リン
吸収率
20~60%

△ なるべく食べ過ぎない

●肉類　●牛乳
●チーズ　●卵など

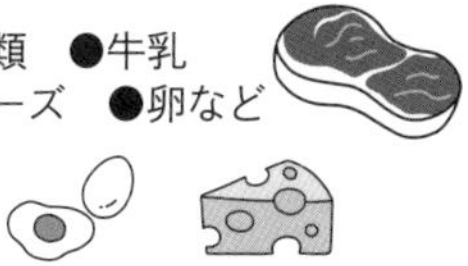

無機リン

吸収率
90%以上

✕ 極力減らしたい
…とくに食品添
加物に注意!

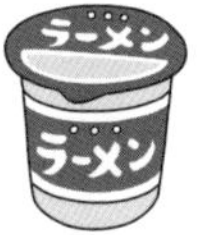

●加工肉　●練り物　●カップ麺
●ファストフード　●スナック菓子など

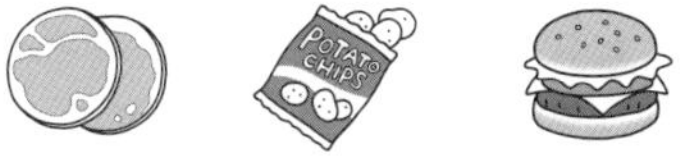

ですから、わたしたちはリンを減らすためにも、こうした食品の摂取をなるべく控えなくてはなりません。すなわち、**食品添加物を多く使用していそうな加工食品に的《まと》を絞って減らしていくのが、リン対策としてもっとも効率がいい手段**なのです。

具体的にどのようにして減らせばいいのかについては、これからご紹介していくことにしましょう。ぜひみなさんも、「気がつかないうちに腎機能を悪くしてしまった」なんてことにならないよう、食品添加物を減らし、リンの過剰摂取にストップをかけるようにしてください。

◉ハム、ベーコン、ソーセージなどの加工肉を控える

先にも述べたように、ソーセージ、ハム、ベーコン、ミートボールなどの加工肉には、食品添加物が多く使われています。それに、これらには塩分も多いので、腎臓が気になる方は多く摂るのはなるべく控えたほうがい

いでしょう。

加工肉は調理が簡単なので、つい頼ってしまいがちですが、これまで毎日のように食べてきた人は、「週1日にする」だけでもかなりリンの摂取を抑えることができるはずです。スーパーでの買い物の際に、「加工肉はリンが多めだから気をつけよう」という意識を持っているだけでもだいぶ違うと思います。

また、加工食品は、「肉系」だけでなく「魚系」にも注意が必要です。これも先述しましたが、かまぼこ、ちくわ、はんぺん、つみれ、さつま揚げ、魚肉ソーセージなどの水産加工食品は、添加物が多いうえに塩分も多く含まれています。加工肉と同様、しょっちゅう食べている方は「しょっちゅう」を「たまに」に変えてみてはいかがでしょう。それだけでもだいぶ違うはずです。

◉カップ麺はそろそろ卒業する

お湯を注ぎさえすればすぐに食べられるカップ麺はたいへん便利ですが、添加物も多く使用されています。高齢者と呼ばれるようになった方々は、腎臓のためにもそろそろ「カップ麺卒業」を検討したほうがいいかもしれません。

どうしてもカップ麺が食べたいときは、スープの素と麺が別々になっているタイプを選び、麺にお湯を注いだ後、そのお湯をいったん捨てて、改めてお湯を入れ直す方法を取るのがおすすめです。このひと手間をかけることによって、添加物をだいぶ減らせることになります。

◉「日持ちがする加工食品」には要注意

加工食品には、たまに驚くくらい消費期限が長いものがあります。ただ、何か月も何年も日持ちがするということは、それだけ保存料や防腐剤がたっぷり使われているということに他ならないのです。缶詰は別ですが、とんでもなく日持ちがする加工食品は、なるべく買わないほうがいいでしょう。

それと、気をつけるべきは「消費期限」だけではありません。

加工食品を買い求める際は、必ず食品表示ラベルを見て、「〇〇料」「〇〇剤」の表記に注意を払うべきでしょう。リンが多く含まれている添加物は「リン酸塩」などですが、リンが含まれているのにもかかわらず「リン」と名乗っていない添加物もたくさんあります。たとえば、「かんすい」「酸味料」「香料」「乳化剤」「pH調整剤」「強化剤」「結着剤」「加工でんぷん」などなど……。ラベルを見てこういった表記が多い場合は、買い物かごに入れないでおくほうが無難でしょう。

◉ファストフード、スーパーやコンビニのお惣菜・弁当にも注意

近頃はファストフード・チェーンでも食品添加物を減らす努力をしてい

る店が増えてきました。たまに利用する分にはまったく問題ありません。ただ、毎日のようにハンバーガーとフライドポテトを食べているなど、利用頻度の高い方は、やはり食生活を改めて「週1度」くらいに変えていくべきでしょう。

あと、けっこう盲点になっているのが、スーパーやコンビニで売られているお惣菜やお弁当です。お惣菜やお弁当などの店内調理をした食品には食品添加物の表示義務がないのですが、つくる際に発色剤や防腐剤などの添加物が使われているケースが少なくありません。それに、こうしたお惣菜やお弁当は味が濃くつくられていて、塩分もたっぷり含まれています。

もちろん、たまに利用するくらいなら問題ないのですが、やはり毎日お惣菜やお弁当に頼りっぱなしとなると心配にもなってきます。心当たりのある方は、なるべく手作りのものを食べるよう心がけてはどうでしょうか。

◉なるべく「元の素材が分かる食品」を買うようにする

加工食品の多くは、いったんすり潰してから別のかたちに成形されていて、元の素材が原形をとどめていないことが多いものです。そして、こういった「元の素材やかたちが分からない食品」には、添加物が多く使用されている傾向があります。

一方、野菜、きのこ、海藻、果物などは、「元の素材やかたち」のままの姿で食卓にのぼる場合が多いですよね。ですから、なるべく「元の素材が分かるもの」を中心に買い求め、「元の素材やかたちが分からないもの」を買うのは少なめにしてはどうでしょう。スーパーで買い物をする際のひとつの目安にしてみてください。

腎臓を守る食べ方〈たんぱく質対策〉

④たんぱく質を適正に摂る食事術

腎機能が気になる人にとって、たんぱく質をどう摂るかは悩みのタネなのではないでしょうか。

なぜなら、多すぎてもいけないし、少なすぎてもいけないから。摂取が多すぎると老廃物がたくさん生じて腎臓に負担がかかってしまう。かといって、摂取が少なすぎると筋肉量が減ってサルコペニアやフレイルのリスクが上がってしまう。〝じゃあ、いったいどうすればいいの？〟というわけです。

私もよく患者さんからたんぱく質の摂り方について質問を受けるのです

が、そういうときは**「自分が摂っていい量のギリギリまでちゃんと摂るようにしてください」**と答えています。

とくに**高齢者の場合は、減らし過ぎは絶対にＮＧです。**高齢者はたんぱく質の吸収率が落ちているため、普通に少なめに食べていても筋肉量が減ってやせていってしまう人が少なくありません。

だから、**「減らそう」という気持ちは捨てて、「ちゃんと食べる」のを基本に据えたほうがいい。**そして、摂り過ぎにならないように「自分が摂っていい量」のギリギリの線まで摂るようにすべきなのです。

では、「自分が摂っていいたんぱく質の量」をどう判断すればいいのでしょうか。

１６１ページの表にも示しましたが、**たとえば腎機能がＧ３ｂまで低下した人であれば、「1日に０・６～０・８ｇ／kg」がたんぱく質摂取量の目安となります。その場合は、０・８ｇ／kgが摂っていいギリギリのライン。**

この指標は標準体重kg当たりのグラム数ですので、**標準体重60kgの人であれば、0・8×60で、1日に48gがおすすめのたんぱく質摂取量**となります。すなわち、普段からこのラインをキープして食べていけば、多すぎも少なすぎもせず、たんぱく質とつき合っていくことができるわけですね。

もっとも、きっとみなさんの中には「肉や魚や卵を食べるのに、いちいちグラム数なんか気にしていられない」という方が多いのではないでしょうか。前にも述べましたが、いちいち栄養計算をしながら食べたりしていると、我慢を強いられているようでせっかくの食事がおいしくなくなってしまいます。

そこで、ここでは「栄養計算なんかしなくても、だいたいのアバウトなラインでたんぱく質対策を成功させられるコツ」を紹介していくことにしましょう。このコツさえつかんでしまえば、グラム数など気にしなくても適正な範囲でたんぱく質を食べていけるようになるはず。ぜひみなさんも実践して、無理なく、おいしく、たんぱく質対策を行なっていくようにしてください。

◉ごはんやパンなどの主食を「低たんぱく食品」に変える

じつは、わたしたちが主食としているごはんやパンには、けっこうたくさんのたんぱく質が含まれています。

普通のごはんであれば、茶わん1杯で4～5gほどのたんぱく質が含まれているのです。1日3食ごはんを食べれば、もうそれだけで15g近く行ってしまうことになりますよね。先ほど例に出した体重60kgでたんぱく質を食べていい量が1日48gの人であれば、ごはんの15gだけでかなりの量を占めてしまい、残り30gちょっとしかたんぱく質を食べられません。これでは肉や魚などをほんの少量にせざるを得ず、かなり味気ない食事になってしまうでしょう。

でも、このごはんに含まれるたんぱく質がゼロに近かったらどうなると思いますか？　ごはんのたんぱく質が浮いた分でよりたくさんの肉や魚、卵を食べられることになりますよね。

何を隠そう、いまはそれが実現可能になっているのです。「低たんぱく食品」のごはんが登場したおかげで、肉や魚、卵、乳製品などのおかずをそう減らさずとも「普通通り」の食事ができるようになってきたんですね。

たとえば、キッセイ薬品工業が発売しているパックごはんの「ゆめごはん」は、たんぱく質含有量が通常のごはんの35分の1になっています。パックごはん1食分のたんぱく質含有量は0・15g程度であり、ほとんどゼロに等しいようなもの。「ゆめごはん」であれば、3食食べても0・45gですから、先ほどの体重60kgで1日48gたんぱく質を摂っていい人であれば、そのほとんどをおかず料理に当てられることになります。そして、1日に48g近くまでたんぱく質を摂れるとなれば、けっこう普通の食事を楽しむこ

※キッセイ薬品工業お客様相談センター 0120-113-513
受付時間 9:00〜17:00(土・日・祝日を除く)

主食を「低たんぱく食品」にすれば問題解決

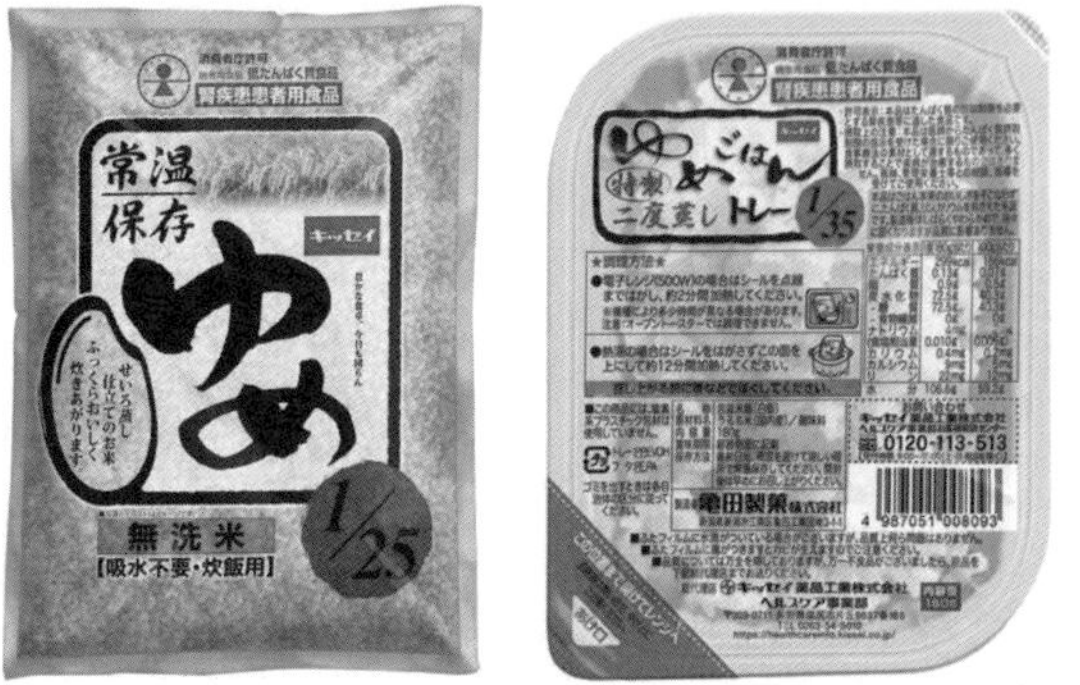

キッセイ薬品工業から発売されている低たんぱく質のパックごはん「ゆめごはん1/35トレー」(写真右)。「キッセイゆめ1/25」炊飯タイプ(無洗米)もある。

とができるというわけです。

つまり、主食を「ゆめごはん」のような低たんぱく食品に変えれば、おかずは従来通りに食べて構わない。言い換えれば、主食を低たんぱく食品に変えるだけで、「あとは何もしなくていい状態」にしてしまえるのです。

ちなみに、「ゆめごはん」は、単にたんぱく質が少ないというだけで、味も見た目も普通のごはんと変わりません。電子レンジで数分温めるだけでおいしくいただけます。また、最近はごはんの他にパンやうどん、そば、ラーメン、レトルトカレーなどの低たんぱく食品も販売されるようになってきています。

ですから、みなさんもこうした低たんぱく食品を活用して、ラクをしながらおいしく食事をするようにしてはいかがでしょう。

とにかく、たんぱく質への対策は、細かい制限にがんじがらめに縛られるよりも、これくらいアバウトなほうがいいのです。きっと、そのほうが腎臓もよろこぶのではないでしょうか。

◉「大豆たんぱく」であればリンをためずに済む

「たんぱく質が多い食品」というと、まず頭に浮かぶのは肉や魚、卵、乳製品などでしょう。

ただ、忘れてはならないのが「大豆製品」です。納豆、豆腐、油揚げ、豆乳……私は腎臓が悪い方には、こういった大豆たんぱくをうまく使っていくことをおすすめしています。

もちろん、大豆製品もれっきとしたたんぱく質ですので、腎機能が落ちてきた人は摂り過ぎはいけません。一度にたくさん摂ったりすると、老廃物がたくさん生じて腎臓の濾過機能に負担がかかってしまうことになります。

でも、それ以外の部分に目をやると、大豆製品はたいへん優秀なのです。ローカロリーだし、食物繊維も多いし、胃腸でふくらんで腹持ちがいい。血圧や血糖の値が気になる人にとっては、値が上昇しにくいというメリットもあります。

それに、何と言っても大豆たんぱくであれば、体内にリンがたまらないのです。リンの項目でも触れましたが、大豆たんぱくに含まれるリンは胃腸で吸収されず便とともに体外に排出されるため、体に留まることがありません。

肉や魚、乳製品など他のたんぱく質は押しなべてリンの含有量が高めであり、食べ過ぎにはそれなりに気をつけなくてはならないのですが、大豆製品のたんぱく質に限ってはリンのことを気にせずに食べても大丈夫なわけですね。

しかも、最近はスーパーなどで手軽に「大豆ミート」が買えるようになってきました。大豆ミートは、大豆を原料にしてつくられたステーキやハンバーグなどの〝肉〟です。食べたことがある方は分かると思いますが、味も見た目も歯ごたえも本物のお肉そっくり。つまり、こうした大豆ミートを活用すれば、慢性腎臓病の人もリンのことを忘れて、食べ応えのある〝肉〟をほおばることが可能なわけです。

たとえば、先に述べた「低たんぱくのごはん」と「大豆ミートのステーキ」を組み合わせれば、けっこう豪勢な気分で食事を楽しむことができるのではないでしょうか。この組み合わせなら、血圧のことも血糖値のこともリンのことも心配いらないし、摂るべきたんぱく質はしっかり確保することができます。

「低たんぱくの主食＋大豆ミート」は、慢性腎臓病の人にとっては理想的メニューかもしれません。とりわけ、お肉の大好きな患者さんにとってはありがたい食事ではないかと思います。ぜひみなさんも大豆製品や大豆ミートをうまく使って、「腎臓にやさしい、おいしい食事」を楽しむようにしてみてください。

◉朝食に豆腐や納豆を食べる

先にも少し触れましたが、たんぱく質は朝昼晩3食、欠かさず摂る必要があります。

たんぱく質は基本的に体内にためておくことができない栄養素のため、

不足させないよう毎食摂取しなくてはなりません。とりわけ高齢者の場合、たんぱく質の吸収率が悪く、ちょっとでも不足すると筋肉を分解してたんぱく質を補充しようとする作用が働くので、筋肉量を落としてサルコペニアやフレイルに陥らないためにも「たんぱく質の毎食摂取」を心がける必要があるのです。

主食のごはんを低たんぱく食品にすれば、毎食副菜にたんぱく質の食品をプラスしたとしても、トータルのたんぱく質の摂取量に大きな問題はないでしょう。なお、朝昼晩3食のうちにとくにたんぱく質を摂らなくてはならないのが朝です。朝は1日の活動の始まりであり、その活動エネルギーを得るためにもたんぱく質摂取が不可欠なんですね。

では、朝、どんな食品からたんぱく質を摂るのがおすすめなのか。そこで見直してほしいのが〝豆腐や納豆〟です。

納豆も豆腐も朝の和食の定番メニューですが、両者ともに大豆たんぱくであり、リンをためずに済むのをはじめ、腎臓が悪い人におすすめなのは前の項目で述べた通りです。しかも、ともに食物繊維が豊富でさまざまな健康効果が期待できます。

それに、豆腐や納豆のいいところは、簡単に準備ができて飽きずに食べられるところです。冷やっこひとつとっても元が淡白な味なので、キムチを載せたりラー油をかけたり、いろいろ味つけを変えてバリエーションを楽しみながら食べられますよね。

ですから、ぜひ朝食に豆腐や納豆を食べるようにしてみてください。別に焼き魚や目玉焼きでたんぱく質を摂っても構わないのですが、たぶん、「豆腐&納豆」を朝の定番にしてしまうほうがずっと長続きするはずです。

私は糖尿病や高血圧のある慢性腎臓病の患者さんに、豆腐や納豆を活用して献立を組むことをおすすめしているのですが、豆腐や納豆はみなさんハマって長続きしています。「おかげで血糖や血圧の数値が下がった」という人も少なくありません。

長い目で見れば、もちろん腎機能の数値にもいい効果がもたらされるはず。みなさんも毎日の朝のメニューを楽しみつつ、不足させず、摂り過ぎもせず、うまくたんぱく質とつき合っていくようにしてください。

◦慢性腎臓病が進んだ人は、「カリウム」の摂り過ぎにも気をつけて

ここまで、腎機能が低下した人が食事で注意すべき4つのカギを「塩分」「糖質」「リン」「たんぱく質」の順に見てきました。

ただ、これら「四天王」の他にも、腎臓のために覚えておいてほしい食

事上の注意点がいくつかありますので、ここで簡単に述べておきたいと思います。

まず、「カリウム」についてです。

カリウムはわたしたちの体に不可欠なミネラル。野菜やイモ類、果物に豊富に含まれていることが知られていますね。ただ、**腎機能低下が進んだ人は、このカリウムの摂取にも注意が必要になってくる**のです。

腎機能が健全な場合、体内を巡る血液中のカリウムは常に一定濃度になるように調節されています。それは、腎臓が血液中の余分なカリウムを尿とともに排出しているおかげです。

ところが、**慢性腎臓病がG3b以降に進むと、腎機能低下によってカリウムの排出が滞り、血液中のカリウムが増えて高カリウム血症になるリスクが高まってくる**のです。

高カリウム血症になると、電解質異常が発生して、吐き気、口や手足のしびれ、脱力感、不整脈などの症状が現われます。また、重度になると心停止が発生して命に関わる事態に発展することもあります。そのため、**慢性腎臓病がG3bまで進んだ人は、食事でカリウムを制限する必要があるのです。**

たとえば、慢性腎臓病が進んだ方がイチゴ狩りやナシ狩り、ブドウ狩りなどに行って、イチゴやナシ、ブドウを一度にたくさん食べたりすると一気にカリウムが増えるのでかなり危険です。また、イモ類にもカリウムが多いので、お孫さんとおイモ掘りに行ってじゃがいもやさつまいもを食べるときなども十分気をつけなくてはなりません。

それに、果物やイモ類だけでなく、野菜にも注意が必要です。**慢性腎臓病が進んだ人が野菜を食べる際は、「生野菜」ではなく「煮野菜」にして食べるようにするといい**でしょう。茹でると野菜の中のカリウムが茹で汁へ溶け出すため、あまり摂取せずに済むのです。もっとも、一緒に茹で汁まで飲んでしまったら意味はありません。

とにかく、果物やイモ類、野菜はどれも健康によいイメージがありますが、腎機能がG3b以降へ進行した人にとっては、これらが「危険な食べ物になる場合もある」ということをしっかり覚えておくようにしてください。

やせ型の人は慢性腎臓病になっても、カロリー摂取量を落としてはダメ

次は「カロリー」について述べておきましょう。

よく知られているように、肥満の人、メタボ体型の人は、動脈硬化など

の生活習慣病を防ぐためにも食事でカロリーの高いものを控えていかなくてはなりません。

肥満は腎臓にも負担をかけることが分かっています。とくに**慢性腎臓病がG3b以降になりBMIが25を超えているような人は、カロリー過多の食生活を見直して、減量に取り組んでいく必要があります。**全体の摂取カロリーを減らしてもなかなかやせない場合は、脂質を摂り過ぎている可能性が高いので、揚げ物やてんぷらなどの高カロリーの脂質系おかずを減らしていくといいでしょう。

ただし、これはあくまで肥満の人の場合です。

慢性腎臓病の患者さんには、どちらかというと肥満の人よりやせた人が目立ちます。それに、そうした方々の中には医師や栄養士から塩分やたんぱく質の食事制限を小うるさく言われたのを気にして、全体の食事量やカロリー摂取量を大きく減らしてしまい、てきめんにやせてしまう人が少なくないのです。つまり、もともとやせ型なのに、食事やカロリーを減らしたせいでいっそうやせてしまうわけですね。

私はこれまで数多くの慢性腎臓病の患者さんを診てきましたが、食事療法での失敗がいちばん多いのはこのパターンです。

とりわけ**高齢者の場合は、カロリー摂取が減ってやせてしまうのは自分の身を亡ぼす入口のようなもの。**「食事量やカロリー摂取量が減る→たんぱく質が不足する→筋肉量が減る→サルコペニア→転倒骨折→寝たきり」という最悪のパターンに陥ることになってしまいます。

ですから、**やせ型の人は、たとえ慢性腎臓病になったとしてもカロリー摂取量を落としてしまってはいけません。**むしろ、意識してカロリーの高いものを食べて、いま以上体重を落とさないように心がけていくほうがいいのです。

とにかく、**高齢者にとっては、カロリーの摂り過ぎで太ってしまうこと**

よりも、カロリーが少なすぎてやせてしまうことのほうがずっと危険だと心得てください。

やせてしまうくらいなら、多少メタボなくらいのほうが何倍もいい。ご高齢のみなさんは、ぜひこのことを頭の隅に置いておいて、〝やせないようにがんばって〟ください。

○「全部守れないよ」という人は、どれかひとつかふたつコントロールすればOK

さて――

これまで長々と腎臓を守るための食事療法について述べてきましたが、

みなさんいかがでしたでしょう。

「これくらいなら、何とか食事を工夫してやっていけそうだ」と思いましたか？　それとも、「こんなにあれもこれもたくさんは守れないよ」と思いましたか？

医療に従事する私が言うのもヘンではあるのですが、私は全部きちんと守る必要はないと思っています。

先にも述べたように、食事制限は目を吊り上げて細かく守ってやろうとするよりも、いい意味で力を抜いていい加減に行なうくらいのほうがよいのです。だから、これまで述べてきた**「塩分」「糖質」「リン」「たんぱく質」といった重要要素のうち、どれかひとつかふたつでも守っていければそれだけでもかなり優秀**だと思います。

ただ、重要要素のうちの「どのひとつかふたつ」を重点的に守っていくかについては、担当の医師と相談してみてください。

どれを優先して守っていくほうがいいかは、それぞれの患者さんで違ってきます。血圧がかなり高い人はやはり塩分対策を優先したほうがいいでしょうし、やせ気味の人はたんぱく質やカロリーへの対策をしっかり立てた食べ方をしていくほうがいいでしょう。

つまり、**医師と相談のうえ、自分の病状や自分の特徴傾向に合ったかたちで食べ方を工夫していくことが大事**なのです。

そして、どれかひとつの食事対策を行なってだいぶ慣れてきたら、ふたつめの食事対策もやってみる、それも慣れてきたら3つめにチャレンジしてみるという具合に、ひとつひとつ積み上げていくようなかたちで行なっていけばいいと思います。あれもこれもと全部いっぺんにやる必要はありません。

また、腎臓リハビリの運動療法のところでも述べましたが、たとえ最初のチャレンジで三日坊主で終わってしまったとしても、そこであきらめてしまってはいけません。その三日坊主を何度も繰り返していけば、まったく問題ないのですから、肩の力を抜いて、気軽に実践していくようにしてください。

言わずもがなのことだとは思いますが、大切なのは一日一日の積み重ねです。ぜひみなさん、日々の食事を楽しみ、食べ方を工夫しながら、腎臓を守っていくようにしてください。

COLUMN

食事療法では100点を目指してはダメ。むしろ“がんばりすぎ”に注意！

腎臓を守るための食事療法で気をつけなくてはならないのは「がんばりすぎ」です。塩分も、糖質も、リンも、たんぱく質も、全部まじめにがんばって減らそうとするのがいちばんいけません。

なぜなら、**そんなにいっぺんにがんばってしまうと、何かとストレスがたまって自律神経が交感神経サイドに傾いてしまうから**です。交感神経が興奮すると、血流も悪くなるし、血圧や血糖の値も上がります。それに、イライラしたりよく眠れなかったりすることも多くなるでしょう。そんな状態が続けば、かえって腎臓に悪影響が表われかねません。

ですから、食事療法は全部がんばろうとせずに、適度に力を抜いて、気持ちに余裕を持って行なうほうがいい。全部１００点を目指す必要なんてまったくありません。みなさんも1科目か２科目で60点、70点が取れれば十分と考えて、日々の食事に臨むようにしていきましょう。

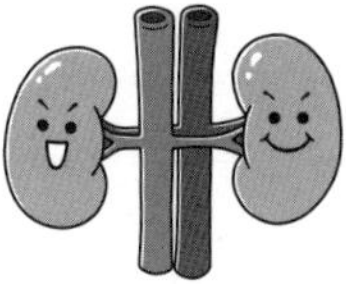

第5章 腎機能低下を防ぐ「クスリ」の新常識

◦腎臓病患者の強い味方——ふたつのクスリが保険適用になった！

慢性腎臓病を患っているみなさんはクスリを利用する機会も多いのではないかと思います。

ただ、ちょっと前と比べると、腎臓を守るためのクスリの常識もだいぶ変わってきました。最近はとてもいい腎臓のクスリができてきましたし、その一方、慢性腎臓病の人はクスリを利用するのにもさまざまな注意が必要なことが指摘されるようにもなってきました。この最終章では、腎機能が気になる人が必ず覚えておくべきクスリに関する情報を紹介していくことにしましょう。

まず、新しいクスリをふたつご紹介しましょう。

これまで慢性腎臓病向けのクスリは、原疾患である高血圧などの病気に対するものが多かったのですが、**最近、腎機能の低下そのものを抑えるクスリがふたつ、健康保険の適用になったのです。**

ひとつめは**「SGLT2阻害薬」**《エスジーエルティーツー》です。

このクスリはこれまで血糖値を下げるための糖尿病薬として使われていたのですが、腎機能低下を抑える作用があることが分かり、慢性腎臓病に対しても健康保険が適用されるようになりました。

そもそも「SGLT2」という物質は、腎臓のネフロンの尿細管において、体に必要なブドウ糖やナトリウムを再吸収して血液中に戻す働きをしています。つまり、「SGLT2阻害薬」は、名前の通り、この再吸収の働きを抑えるクスリです。

腎臓はブドウ糖やナトリウムを再吸収する際に酸素を消費しているのですが、再吸収量が多いと大量の酸素が消費され、腎臓が低酸素状態に陥って組織が硬直して線維化してしまいます。この線維化が進むと、腎機能悪化が進み、腎不全に陥りやすくなるのです。

ところが、**「SGLT2阻害薬」を投与すれば、ブドウ糖やナトリウムの再吸収が抑えられて腎臓内の低酸素状態が改善し、線維化による腎機能悪化を防ぐことができるわけです。**

また、「SGLT2阻害薬」によってブドウ糖やナトリウムの再吸収が抑えられると、糸球体の内圧も下がるようになり、これが腎臓への負担を軽減することにつながります。こうした一連の作用が、腎機能の維持・改善につながっていくのです。

「SGLT2阻害薬」は飲み薬として処方され、慢性腎臓病の早期段階から使い始めることで、人工透析を回避したり開始時期を遅らせたりするこ

とが期待できます。ただし、透析中には使用できません。さらに、頻尿、体重減少、生殖器感染症などの副作用が発生する場合もあるので、必ず医師と相談のうえ使用していくようにしてください。

▼「腎機能悪化から来る貧血」に対応するクスリも登場

ふたつめのクスリは**「HIF《ヒフ》-PH《ピーエイチ》阻害薬（低酸素誘導因子-プロリン水酸化酵素阻害薬）」**です。こちらは、慢性腎臓病が原因の貧血を改善するクスリであり、やはり近年健康保険適用が認められました。

慢性腎臓病が進行すると貧血の症状が現われることが少なくありません。腎臓では赤血球の産生を促すエリスロポエチンというホルモンがつくられているのですが、腎機能が低下してくるとこのエリスロポエチンがあまりつくられなくなります。すると、骨髄における赤血球産生が滞るようになり、結果、血中の赤血球が減って貧血が起こるわけです。

赤血球が減れば運ばれる酸素の量も少なくなるため、動悸や息切れ、立ちくらみ、疲れやすさといったさまざまな貧血症状が現われることになります。また、慢性腎臓病患者が貧血になると、フレイルの状態になるリスクが高くなることも分かっています。

でも、この「HIF-PH阻害薬」を使用すれば、腎臓のエリスロポエチンをつくる機能を改善させて、赤血球減少や貧血を防ぐ作用が期待できるのです。

「HIF-PH阻害薬」も飲み薬として処方されていて、貧血症状に苦しむ慢性腎臓病の患者さん方にとっては、たいへん使いやすくありがたい存在になっていると聞いています。ですから、貧血症状のある方は、遠慮せずに医師に相談してみるといいでしょう。

なお、「SGLT2阻害薬」や「HIF-PH阻害薬」以外にも、慢性腎

慢性腎臓病や慢性腎臓病原疾患の治療で用いられるクスリ

病名・症状	薬の種類	薬の働き
高血圧	カルシウム拮抗薬	血管を拡張し血圧を下げる
	ACE阻害薬、ARB	血圧を上げる物質の働きを抑える
糖尿病	DPP-4阻害薬	インスリンの分泌を高めるホルモンの働きを促す
	GLP-1アナログ	すい臓でのインスリン分泌を促す
	スルホニル尿素薬	すい臓でのインスリン分泌を促す
	速効型インスリン分泌促進薬(グリニド薬)	すい臓でのインスリン分泌をより速やかに促す
	SGLT2阻害薬	腎臓でのブドウ糖の再吸収を抑える
	α-グルコシダーゼ阻害薬	ブドウ糖の吸収を遅らせ、食後の高血糖を抑える
	ビグアナイド	肝臓で糖をつくる働きを抑える
	チアゾリジン	筋肉や肝臓でのインスリンの働きをよくする
	インスリン製剤	不足するインスリンを補う
貧血	赤血球造血刺激因子製剤(ESA)	造血ホルモンを補い赤血球を増やす
高カリウム血症	陽イオン交換樹脂製剤	カリウムイオンを排出し血液中のカリウムを減らす
	利尿薬	水分とともにカリウムを排出する
高リン血症	リン吸着薬	リンの吸収を抑える
脂質異常症	スタチン	肝臓でのコレステロール合成を抑える
	PCSK9阻害薬	LDLコレステロールを肝臓に取り込みコレステロール値を下げる
高尿酸血症	尿酸生成阻害薬	尿酸の生成を抑える
	尿酸排泄促進薬	尿酸の排出を促す
腎炎・ネフローゼ	副腎皮質ステロイド薬	炎症を鎮め、免疫の異常を抑える
	免疫抑制薬	免疫の異常を抑える
骨粗鬆症	活性型ビタミンD製剤	骨の生成を促す
むくみ、高血圧、高カリウム血症など	利尿薬(ループ利尿薬、カリウム保持性利尿薬など)	水分の排出を促し、むくみを抑える高血圧や電解質異常を改善する
尿毒症	経口吸着炭薬	尿毒症の原因物質を吸着し排出を促す

臓病の治療では多くのクスリが使用されます。高血圧や糖尿病などの原疾患を治療するためのクスリも多いのですが、用いられる主なクスリを一覧表にしておきました（229ページ参照）。

自分が何のためにどんなクスリを飲んでいるのかを知っておくことは非常に大切です。ぜひみなさんも、最低限のクスリの情報を押さえつつ、医師と連携してかしこくクスリを活用しながら、腎臓を守っていくようにしてください。

血圧や血糖の値は、「下げすぎるほうが怖い」と心得よう

ここからは、慢性腎臓病の人がクスリを使用する際の心がけや注意点を述べていくことにしましょう。

慢性腎臓病の患者さんには、高血圧、糖尿病、高血糖などの問題を併せ持っていることが多く、血圧を下げる降圧剤や血糖値を下げるクスリを服用している方がたくさんいらっしゃいます。

そんなみなさんにお聞きしますが、みなさんは血圧や血糖の値は低ければ低いほどいいと思っていませんか？

それは、とんでもない誤解です。血圧や血糖は「下げすぎるほうが怖い」もの。とくに、**クスリで値を下げすぎてしまうと非常に怖ろしい事態に見舞われることが少なくない**のです。

たとえば、**降圧剤で血圧を下げすぎてしまうと、血液を十分に循環させることができなくなって、立ち上がったときにフラフラしたり、意識が遠のいたりする**ようになります。また、**血糖の場合も、クスリで血糖値を下**

げすぎてしまうと、低血糖で脳に糖が行き渡らなくなって意識レベルが低下するようになります。

とくに、足腰が弱った高齢者の場合、このようにフラついたり意識が朦《もう》朧《ろう》としたりすると転倒のリスクが上がりますよね。もし、急な階段とか駅のホームとかで転倒でもしてしまったら、大事故につながりかねません。

それに、高齢者は骨が弱っていますから、低血圧や低血糖でクラッとしてちょっと転んだりしただけでも骨折してしまうことが多い。そして、その転倒骨折のせいでベッドから離れられなくなり、寝たきりになってしまうケースも少なくないのです。

なお、こうした**クスリによる「血圧の下げすぎ」「血糖の下げすぎ」による事故は、夏場に起こりやすい傾向があります。**

夏場は脱水によって体の中の水分が少なくなっていて、クスリの濃度が上がり、より効きやすい状態になっています。それによって血圧や血糖値がいつもより余計に下がってしまいやすいんですね。

また、夏、急激に血圧が下がると、腎臓に障害が発生する場合もあります。気温が高いと末梢血管が広がるため、夏はただでさえ血圧が下がり気味となっています。そういうときに降圧剤を飲んでしまうと、全身の血圧がさらに下がって体を巡る血流量が減り、腎臓に行く血流が一気に減ってしまうことになる。すると、腎臓に届けられる栄養や酸素が少なくなって、低酸素・低栄養によって腎臓組織にトラブルが起こりやすくなるのです。

時には、これによって「急性腎障害（ＡＫＩ）」が発生する事態になることもあります。急性腎障害は腎臓の機能が急激に低下する怖ろしい症状です。くわしくは次の項目で述べることにしましょう。

ともあれ、ここでは血圧や血糖値は決して「ただ、下げればいい」というものではないということを肝に銘《めい》じておいてください。**クスリを飲んだ**

後に少しでもフラついたり意識が遠のいたりという症状があったなら、医師と相談してクスリの量や種類を変えてもらうべき。とくに夏場は「クスリによる下げすぎ」に十分注意を払うようにしましょう。

◯怖ろしい急性腎障害は、「夏の脱水」や「クスリの飲みすぎ」で起こる

「急性腎障害」はＡＫＩ（Acute Kidney Injury）とも呼ばれ、数時間から数日の間に腎臓の機能が急激に低下してしまう病気です。免疫力が落ちて感染症に罹りやすくなり、重症に陥ると「多臓器不全」に陥って１か月以内に命を落とすケースが少なくありません。

とりわけ、**急性腎障害は、腎機能が低下した人に起こりやすい**とされています。決して脅かすわけではありませんが、慢性腎臓病の人にとっては〝いつ自分の身に降りかかってきてもおかしくない〟怖ろしい症状だと言えるでしょう。

それにしても、いったいなぜ、腎機能が急激に低下してしまうのか。**その原因には「腎臓の血流低下」「腎臓の尿細管細胞の障害」「尿路の閉塞」などが挙げられています。**

なかでも、多いのが「腎臓に流れる血流量の減少」です。

以前は、急性腎障害は病院に入院している患者さんに起こりやすいとされていました。それは、入院患者の場合、出血、下痢、嘔吐などによって体の水分や血液量が少なくなりがちで、腎臓に流れ込む血液量が減少しやすいからです。また、入院患者の場合、心臓のポンプ機能低下や全身の血圧低下によっても腎臓の血流量低下が発生し、急性腎障害に陥りやすくなります。

▼いつも使っている「痛み止め」の飲みすぎが危ない

しかし、気をつけるべきは入院患者だけではありません。最近は、自宅で普通に生活している状態であっても、急性腎障害が起こるケースが多いことが分かってきたのです。

その主たる原因は、「脱水」や「クスリの服用」による腎臓の血流量低下です。

まず、自宅で生活している人がもっとも注意しなくてはならないのが「脱水」です。

前の項目でも少し触れましたが、夏に汗をたくさんかいたときや運動で汗をかいたときなどに脱水状態になって体内の水分量が減ると、全身の血流量が減って、腎臓を流れる血流が減ってしまいます。これにより急性腎障害が発生するわけです。

とりわけ、高齢者はのどが渇きづらく、夏のさなかでも水も飲まずエアコンもつけずに暑さをやりすごしているような人が少なくありません。そんな状態を続けていたら脱水症状になって当然です。また、最近は、夜、寝ているうちに大汗をかいて、脱水症状になったり熱中症になったりする人も増えています。

ですから、**高齢で腎機能が低下している人は、こういうシチュエーションに気をつけて、小まめな水分摂取や室内温度管理を徹底すべきでしょう。**とくに水分は、のどが渇いているかどうかにかかわらず、事あるごとに意識して摂取するようにしてください。

それと、「クスリの服用」によっても腎臓の血流量が低下して急性腎障害が発生することがあります。

前の項目でも述べたように、**高血圧があって「ＡＣＥ阻害薬」「ＡＲＢ」「利尿薬」などを飲んでいる場合、脱水気味のときにクスリを飲むと、成分の効きすぎで血圧が下がりすぎてしまい、腎臓の血流量低下を招いてしまうことがある**のです。

さらに、**「非ステロイド性消炎鎮痛薬（ＮＳＡＩＤｓ）」の飲みすぎにも注意が必要**です。これは簡単に言えば、頭痛、腰痛、ひざ痛、腹痛などの「痛み止め」として普段飲んでいるクスリの飲みすぎにも用心すべきだということです。

おそらく、こうした鎮痛薬を長期的に服用している方も少なくないと思いますが、**痛み止めを普段から過剰に飲んでいると腎臓の血流量減少につながって、急性腎障害を引き起こしやすくなる**ことが研究で分かっているのです。

ですから、高齢の慢性腎臓病患者で、高血圧で降圧剤を飲んでいて、なおかつ、足や腰も痛くてしょっちゅう鎮痛剤も飲んでいるといった方は、腎臓の血流量を減らさないためにクスリの服用には十分気をつけなくてはなりません。

急性腎障害はたとえ軽症であっても、何度も繰り返していると腎機能悪化につながります。それによって人工透析導入が早まってしまうこともありますし、時には急性腎障害を起こしたのがきっかけで即座に人工透析になってしまうケースもあるのです。

とにかく、**日常生活で気をつけるべきは「脱水」と「クスリの飲みすぎ」**です。みなさんも決して甘く見ることなく、腎臓が血流不足に陥るのを防いでいくようにしてください。

○クスリをたくさん飲んでいると、腎機能がより悪化することも……

日本人はクスリが大好きだと言われています。

みなさんの中にも毎日欠かさずクスリを飲んでいる方が多いでしょう。

なかには、複数の医師から何種類ものクスリを処方されていて、全部飲んだらそれだけで胃がふくれるくらい、たくさんクスリを飲んでいる人もいるかもしれません。

しかし、もしそれらのクスリが腎臓に対してかなりの悪影響を及ぼしているとしたらみなさんはどう思うでしょう？　きっと、驚きのあまり〝そんなバカな……タチの悪い冗談はよしてよ〟と言う人もいるかもしれませんね。

でも、決して冗談ではないのです。

そもそも、クスリというものは症状を改善する役目を果たしたら、その後、代謝されたり排泄されたりしていくものです。ただ、さまざまな成分が配合されたクスリは、代謝や排泄を担当する臓器にとって大きな負担となるのです。効き目の強い薬剤を体に入れたはいいものの、役目を終えた後にそれらを処分したり体の外へ出したりするのにもけっこうな労力がかかるというわけです。

そして、クスリの代謝や排泄を担当する臓器の機能が弱っていると、その処理負担がその臓器の機能をより低下させることにつながってしまうようになります。

クスリは大きく分けて「肝臓で代謝されるもの（肝代謝型薬物）」と「腎臓で排泄されるもの（腎排泄型薬物）」「肝臓と腎臓の両方で処理されるも

の」の3タイプがあります。

すなわち、肝臓の機能が落ちてきた人が肝代謝型のクスリをたくさん飲んでいたら、あまりの負担に肝臓が弱ってしまうことになりますし、腎臓の機能が落ちてきた人が腎排泄型のクスリをたくさん飲んでいれば、やはり過剰な負担に腎臓が悲鳴を上げて弱ってしまうことになるわけです。

そこで考えてみてください。

慢性腎臓病で腎機能が低下してきた人が、複数の医師から処方されたたくさんの種類のクスリを大量に飲んでいたらどうなるでしょう。それらのクスリの中には腎臓に負担をかけるタイプのものもあるでしょうし、当然ながら、腎機能をいっそう弱らせることにつながってしまいますよね。

とくに**腎臓においてクスリによるダメージを受けやすいのは、ネフロンの尿細管**です。先にも述べたように、尿細管は原尿中のさまざまな成分を「体に必要なもの」と「体に不要なもの」とに仕分けする働きをしていて、必要なものを体へ再吸収し、不要なものをまとめて尿をつくっています。

つまり、原尿中にクスリ成分が多いと、この仕分け作業のときに尿細管組織に大きな負担がかかることになる。とりわけ慢性腎臓病の人は腎機能が低下してクスリ成分が長く留まっているために、ひときわ尿細管障害が進みやすくなるというわけです。

▼処方薬だけでなく市販薬も要注意

ですから、腎機能が落ちてきた人は、盲目的にたくさんのクスリを服用するのは控えたほうがいいのです。

また、**腎臓が悪い人は、医師からクスリを処方される際、その処方薬が「腎臓に負担をかけるタイプ」なのかどうかを確認したほうがいい**と思います。そのうえで、なるべく「肝臓で代謝されるタイプのクスリ」に変えてもらうほうがいいでしょう。

先述したように、「腎臓に負担をかけるクスリ」で代表的なのは、痛み止めや解熱剤として使われている「非ステロイド性消炎鎮痛薬（NSAIDs）」です。このタイプのクスリは処方薬だけでなく、ドラッグストアでも市販薬として普通に売られています（「バファリン」「イブA錠」「ロキソニンS」など）。頭痛や腰痛がひどくなるたびに服用している人も多いかと思いますが、**腎機能が低下した人はできるだけ「本当に必要なとき」だけの服用に限定すべきでしょう。**

また、**体内に侵入した細菌を殺すための抗菌薬（抗生物質）、CT検査をするときに使う造影剤、さらに抗がん剤にも注意が必要です。**いずれも、腎機能が落ちた人が使い続けていると腎臓にたまり、ネフロンの尿細管にダメージを与えるとされています。

クスリは決して万能ではありません。もちろん腎機能改善に役立つクスリもたくさんあるのですが、やみくもに服用していたり大量に使用していたりしていると、かえって腎機能を悪化させてしまう場合もあるということをよく覚えておいてください。

それと、あまりクスリばかりに頼らず、日々「腎臓リハビリ」をしていくことを忘れないでください。

先にも述べたように、「エクササイズ・イズ・メディスン」。**運動や食事の改善にしっかり取り組んでいくことこそが、何にも優る万能薬です。**

腎臓リハビリに励んでその万能薬の力を引き出していけば、きっと長く腎臓を守り抜いていくことができるはずです。ぜひみなさん、日々エクササイズに励んで、その力をできる限り引き出していくようにしましょう。

COLUMN

タバコは腎臓に大ダメージだけど、アルコールは適量なら問題なし

最後に、タバコやアルコールが腎臓にどんな影響をもたらすかについて述べておきましょう。

タバコは百害あって一利なしです。血管が収縮して血流が悪化するし、活性酸素は増えるし、発がん性もあるし、ニコチンやタールには有害物質が含まれている。腎臓の血管や細胞に対するダメージも大きく、何ひとついいことはありません。

一方、アルコールについては、いまのところ腎臓にダメージを及ぼすという研究報告はありません。少なくとも、肝臓のようにアルコールが影響して機能が低下するということはないようです。「アルコール成分を多く含んだ血液を濾過していると、腎機能低下が早く進む」といったこともないのでご安心ください。

ただし、健康維持のための一般通念として、やはり飲みすぎは体によくありません。日々「適量」を心がけるに越したことはないでしょう。

おわりに

慢性腎臓病は、人を大いに不安にする病気です。

なにしろ、いつの間にか腎機能が低下してしまい、気づいたときにはすでにステージが進んでしまっているケースが多い。そのうえ、医師から「いずれ透析になるかもしれません」なんて言われたら、不安にならないほうがおかしいというものですよね。

きっと、みなさんの中にも、「透析になったらどうしよう……」という不安や焦りに追い立てられながら、治療をがんばってきた方が多いのではないかと思います。

しかも、少し前までの慢性腎臓病治療は、運動を制限されたり厳しい食事制限を強いられたりして、さまざまな面でつらい我慢をさせられるのが普通でした。言わば、病状悪化への不安にかられながら、じっと重圧に耐え忍ぶように苦しい治療を続けていく——そういうふうに、歯を食いしばって慢性腎臓病とつき合ってきた方が多かったわけです。

しかし——

いまは慢性腎臓病の治療が大きく変わりました。

本文でも述べてきたように、運動面では安静が基本とされていたのが「運動したほうがいい」という方向へと180度変わりましたし、食事面の制限も以前の厳しさに比べればずいぶん穏やかでゆるやかなものへと変わってきました。

そして、私はこうした**治療常識の変化とともに、「慢性腎臓病とのつき合い方」もだいぶ変わってきた**と感じています。フェーズが新しい局面に入ったと言ってもいいでしょう。

どういうことかと言うと、**以前は「耐え忍ぶような我慢の治療生活」**を

しなければならなかったのが、我慢したり耐えたりしなくても、普通と同じように生活しながら気軽に治療していける」ようなつき合い方に変わってきたのです。

実際、腎臓リハビリを行なっている最近の患者さんには「重苦しさ」というものがほとんど感じられません。これまでの「忍耐」とか「我慢」とかのハードルを軽々と飛び越えて、ストレスなく治療に向き合っているようです。表情も明るく、私の眼には運動療法や食事療法を行ないながら治療を楽しんでいるようにさえ見えます。

つまりこれが、フェーズが変わったということ。慢性腎臓病の治療常識が変わるとともに、患者さん方の慢性腎臓病とのつき合い方も「新しい時代」に入ったのです。

言わば、「我慢や忍耐を強いられる暗くて苦しいイメージ」の重い鎖から解き放たれて、日々の人生を明るく楽しみながら腎機能を着実に改善していくことができる「新しい時代」へと突入したわけですね。

もっとも、新しい時代に入ったからといって、わたしたちが健康改善のためにやるべきことの基本はほとんど変わっていないのかもしれません。

これまでお読みいただいてお分かりのように、**腎臓を守って機能改善していくための根幹は「運動」と「食事」です。**運動と食事の重要性は、何十年何百年も前からずっと言われ続けてきているわけですが、人間がどうやって健康を維持・改善していくかを突き詰めていくと、やはり最終的にこのふたつに行き着くものなのでしょう。

腎臓リハビリも、このふたつがうまく回り出すとてきめんに効果が表われるようになっていきます。

「上月流腎臓体操」「らくらく筋トレ」「腎活性ウォーク」で日々しっかり体を動かし、毎日の食事で「塩分」「糖質」「リン」「たんぱく質」などの摂

り方を工夫していってこそ、腎機能を改善する歯車が小気味よく回り始めるのです。

腎臓は人の寿命を大きく左右する臓器です。

これはつまり、運動や食事を軽んじてみすみす腎臓の機能を衰えさせてしまうと早死してしまう可能性が高まりますが、運動や食事を重んじて腎臓の機能を維持することができれば、より長く生きられる可能性が高まるということ。人間は、しっかり体を動かして、しっかり食べるべきものを食べて腎機能を整えてこそ、より健康に生きて寿命を延ばしていけるものなのではないでしょうか。

ですから、みなさんも本書のノウハウを参考にしながら、運動面や食事面をより向上させるよう力を注いでみてください。

私は、腎臓という臓器には、人の生命を根底から支える強力な力が宿っていると考えています。ぜひ、腎臓リハビリをがんばって、その力を底上げしていきましょう。

繰り返しますが、これからは腎臓に問題を抱える人にとって新しい時代です。もう忍耐や我慢なんか必要ありません。古い常識を捨て去り、新しい常識を身につけて、日々、明るく楽しく前向きに自分の腎臓を守っていくようにしましょう。

腎臓をちゃんと守っていけば、体の健康もよみがえり、日々を強くしなやかに生きていけるたしかな生命力がおのずと湧いてくるのです。

だからみなさん、腎臓をしっかり守ってその生命力を存分に引き出していきましょう。そして、これからの人生を末長く輝かせていこうではありませんか。

上月正博

著者プロフィール

上月正博（こうづき・まさひろ）
東北大学名誉教授
公立大学法人山形県立保健医療大学理事長・学長

1956年、山形県生まれ。1981年に東北大学医学部を卒業。メルボルン大学内科招聘研究員、東北大学医学部附属病院助手、同講師を経て、2000年東北大学大学院医学系研究科内部障害学分野教授、2002年東北大学病院リハビリテーション部長（併任）、2008年同障害科学専攻長（併任）、2010年同先進統合腎臓科学教授（併任）。2022年に東北大学名誉教授、公立大学法人山形県立保健医療大学理事長・学長に就任。日本腎臓リハビリテーション学会理事長、国際腎臓リハビリテーション学会理事長、日本リハビリテーション医学会副理事長、日本心臓リハビリテーション学会理事などを歴任。医学博士。日本腎臓学会功労会員、総合内科専門医、腎臓専門医、高血圧専門医、リハビリテーション科専門医。「腎臓リハビリテーション」という新たな概念を提唱し、腎疾患や透析医療にもとづく身体的・精神的影響を軽減させる活動に力を入れている。2018年には腎臓リハビリテーションの功績が認められ、「ハンス・セリエメダル」、2022年には「日本腎臓財団功労賞」を受賞。『腎機能が改善する！東北大学病院式 腎臓いきいき体操』（永岡書店）、『国立大学教授・腎臓の名医が教える 運動を頑張らなくても腎機能がみるみる強まる食べ方大全』、『腎機能 自力で強化！腎臓の名医が教える最新「1分体操」大全』（共に文響社）、『腎臓病は運動でよくなる！』（マキノ出版）、『眠れなくなるほど面白い 図解 腎臓の話』（日本文芸社）など、著書・監修書多数。

購読者特典

①第2章で紹介している腎臓体操を動画でチェックできます

第2章で紹介している「上月流腎臓体操」と「らくらく筋トレ」（上半身と下半身のストレッチバンド体操のみ）を動画で見ることができます。右のQRコードを読みとるか、URLにアクセルしてください。
https://www.nagaokashoten.co.jp/extra/9784522444191/

②「運動記録シート」がダウンロードできます

254～255ページの「腎臓リハビリテーションの運動記録シート」を右のQRコードからダウンロードすることができます。第2章で紹介している運動療法の実践にご活用ください。

月　日（　）	月　日（　）	月　日（　）	月　日（　）
.　kg （　.　%）	.　kg （　.　%）	.　kg （　.　%）	.　kg （　.　%）
朝　mmHg	朝　mmHg	朝　mmHg	朝　mmHg
夜　mmHg	夜　mmHg	夜　mmHg	夜　mmHg
回	回	回	回
歩	歩	歩	歩

腎臓リハビリテーションの運動記録シート

	日付	月　日（　）	月　日（　）	月　日（　）
	体重（体脂肪率）	.　kg （　.　%）	.　kg （　.　%）	.　kg （　.　%）
	朝と夜の血圧	朝　mmHg 夜　mmHg	朝　mmHg 夜　mmHg	朝　mmHg 夜　mmHg
	心拍数（拍/分）	回	回	回
腎臓体操	① かかとの上げ下ろし			
	② ばんざい			
	③ 足上げ			
	④ 中腰までのスクワット			
らくらく筋トレ	① 壁腕立て伏せ			
	② バックブリッジ			
	③ レッグレイズ			
	④ 上半身のストレッチバンド体操			
	⑤ 下半身のストレッチバンド体操			
	腎活性ウォーク（歩数）	歩	歩	歩
	コメント			

※コピーしてお使いください。また、253ページのQRコードからダウンロードすることもできます。

STAFF

イラスト　瀬川尚志
デザイン　田中俊輔（PAGES）
図版作成　森田千秋（Q.design）
編集協力　高橋 明
校正　西進社

東北大学病院式
腎機能を自力で強くする食事と運動

2023年4月10日　第1刷発行
2024年9月10日　第4刷発行

著者　上月正博
発行者　永岡純一
株式会社永岡書店
〒176-8518　東京都練馬区豊玉上1-7-14
代表☎03(3992)5155　編集☎03(3992)7191

DTP　センターメディア
印刷　精文堂印刷
製本　コモンズデザイン・ネットワーク

ISBN978-4-522-44072-8 C0176